Gesichtsgymnastik *easy*

Von Hildegard Geiger

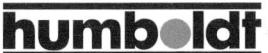

Gesundheit

humboldt-Paperback 974

Die Autorin:
Hildegard Geiger, gelernte Gymnastiklehrerin, ist seit einigen Jahren Dozentin an der Münchener Schmink- und Kosmetik-Schule sowie an verschiedenen Berufsfachschulen für Kosmetik in Süddeutschland. Des weiteren ist sie als Visagistin für TV, Film und Presse tätig. Sie arbeitet seit vielen Jahren mit der Gertraud-Gruber-Schönheitsfarm in Rottach-Egern am Tegernsee zusammen und leitet dort Seminare.

Umwelthinweis: gedruckt auf chlorfrei gebleichtem Papier

Hinweis für den Leser:
Alle Angaben in diesem Buch wurden sorgfältig geprüft und entsprechen dem aktuellen Stand der kosmetischen Forschung. Dennoch kann für diese Angaben vom Verlag keine Gewähr übernommen werden.

Umschlaggestaltung: Wolf Brannasky, München
Umschlagfoto: Report Bilderdienst, Fotograf: M. Leis
Fotos im Innenteil: Bilderstudio Geserer • Sexauer, Ismaning
Fotomodelle: Birgit Weber-Thedy, Daniela Beskow
Zeichnungen: Peter Kaste, Seite 15; Eva Gleifenstein, Seite 18
Redaktion: Stefan Vieregg

© 1996 by Humboldt-Taschenbuchverlag Jacobi KG, München
Druck: Druckhaus Langenscheidt, Berlin
Printed in Germany

ISBN 3-581-66974-9

III * 96

Inhalt

Vorwort von Gertraud Gruber

Gesichtsgymnastik – ein viel zu wenig beachtetes Thema

Es ist 40 Jahre her, daß ich das erste Mal mit der Gesichtsgymnastik konfrontiert wurde. Meinen ersten Kurs machte ich in Zürich bei Anne Seidel. Es folgten mehrere Fortbildungskurse, und ein internationaler Arbeitskreis entstand.

Als ehemaliger Krankengymnastin war mir klar, daß sich Muskelfasern durch Training regenerieren können. Warum also nicht auch im Gesicht? Seit dieser Zeit bin ich sowohl von der Methode als auch von der Wirkung dieser Gymnastik so überzeugt, daß sie zum festen Bestandteil unserer Kurwochen auf der Schönheitsfarm gehört.

Besonders freut mich, daß auch die nächste und übernächste Generation dieses wichtige Thema aufgreift und daß Sie, liebe Frau Geiger, ein Buch darüber schreiben, zu dem ich voll stehen kann.

Ich wünsche allen Leserinnen und Lesern viel Erfolg!

Ihre
Gertraud Gruber

I. Einführung

Jeder von uns hat seine einzigartige, unverwechselbare Visitenkarte: das Gesicht. Ist es doch zweifelsohne die allererste »Kontaktadresse« für unser Gegenüber. Aber nicht nur unsere Mitmenschen können in dieser Visitenkarte im wahrsten Sinne des Wortes lesen, auch wir selbst riskieren zumindest einen morgendlichen Blick in den Spiegel, um uns unserer selbst zu vergewissern und Auskunft über unser aktuelles Befinden zu erhalten.

Zugleich ist das Gesicht den Umwelteinflüssen (Witterung, Schadstoffen etc.) am unmittelbarsten ausgesetzt. Anspannung und Streß hinterlassen im Laufe der Zeit ihre unübersehbaren Spuren in der Gesichtsmuskulatur (Mimik). Die Folge: Ausgerechnet das Gesicht ist einem deutlich rascheren Alterungsprozeß unterworfen als unser übriger Körper. In einer Zeit, da Attraktivität und Vitalität geradezu ein Muß unserer »Visitenkarte« sind, sollten wir ihm also unsere ganz besondere Aufmerksamkeit widmen, was Pflege und »Erhaltung« anbelangt.

Warum bekommen wir Gesichtsfalten?

Vor gut einem Jahrhundert machte die Medizinerin und Kosmetikerin Dr. Nadia Payot (geb. 1886) die Bekanntschaft mit der berühmten russischen Tänzerin Anna Pavlova. Die Primaballerina hatte sich durch ihr intensives Körpertraining einen noch sehr jugendlichen Körper bewahrt, nur ihr Gesicht verriet ihr wahres Alter. Frau Dr. Payot zog daraus den Schluß: Wenn beim Körper der Alterungsprozeß durch tägliches Training unter Kontrolle gebracht und hinausgezögert werden kann, so müßte das doch auch für das Gesicht gelten. In gleicher Weise wie Sport, Tanz und Bewegung die Körpermuskulatur elastisch und geschmeidig halten, müßten spezielle Übungen für die Gesichtsmuskeln auch dem Gesicht Spannkraft, Festigkeit und Jugendlichkeit verleihen. So selbstverständlich uns dieser Schluß heute auch erscheint – vor hundert Jahren war diese Erkenntnis noch keineswegs Allgemeingut. Dr. Nadia Payot hatte einen neuen Weg der Schönheitspflege gefunden.

Im Laufe der Zeit wurden, im Zuge der Errungenschaften von Wissenschaft und Technik, auch die kosmetischen Cremes immer besser und wirksamer und überflügelten bald diese grundlegenden naturbedingten Erkenntnisse. Jahrzehnte später gab wiederum eine Frau der Kosmetik eine neue, natürliche und ganzheitliche Richtung. Der Name, der längst schon zum Synonym für diese Richtung wurde und aus der Geschichte der Kosmetik nicht mehr wegzudenken ist: Gertraud Gruber.

Ihre Schönheitsfarm in Rottach-Egern am bayerischen Tegernsee steht seit deren Gründung 1955 unter dem Zeichen der »natürlichen Schönheit«. In dem Bestreben, die kosmetische Pflege nicht nur auf das Gesicht zu beschränken, sondern den Menschen als Ganzes in diese Pflege mit einzubeziehen, gehört die Gesichtsgymnastik selbstverständlich zum Alltag auf der Gertraud-Gruber-Schönheitsfarm.

Natürliche Schönheit erhalten mit Gesichtsgymnastik *easy*

Leider eine altbekannte Weisheit: Ohne tägliches Training werden die Muskeln schlaff und verlieren ihre Spannung. Im Gegensatz zu den meisten anderen Muskeln, die sich gnädigerweise hinter kaschierenden Kleidungsstücken verstecken lassen, können unsere Mitmenschen in unserem Gesicht wie in einem offenen Buch lesen: Bei fehlender Aktivierung bilden sich Falten, und die Gesichtszüge werden schlaff. Und da trotz aller Versprechungen der schönen neuen Werbewelt das Wundermittel noch nicht entdeckt ist, das Faltenfreiheit und babyzarte Haut bis ins hohe Alter garantiert, bleibt im Moment nur ein einziger sinnvoller Ausweg: Die Gesichtsmuskeln müssen durch eine Reihe von Übungen täglich aktiviert und trainiert werden.

Natürlich leistet die Gesichtschirurgie mittlerweile Erstaunliches und wird der Falten oberflächlich durchaus Herr. Aber zum einen handelt es sich dabei nach wie vor um einen kostspieligen operativen Eingriff, dem man sich nicht so leichtfertig wie einer Gesichtspackung unterziehen sollte, und dann hat diese kosmetische Korrektur häufig eine auch nicht unbedingt wünschenswerte Folge: Straffer und glatter ist die Haut zwar schon, aber statt jung und vor allem lebendig werden die Gesichtszüge starr und maskenhaft.

Dabei geht es alles auch ganz anders: Gesichtsgymnastik *easy* will Ihnen zeigen, daß es gar nicht so schwer ist, sein Gesicht in Form zu halten. In diesem Buch finden Sie einfache und wirksame Methoden, mittels derer Sie Ihre natürliche Schönheit vertiefen und bis ins hohe Alter erhalten können. Und keine Sorge, falls auch bei Ihnen bislang der Geist stets williger war als das Fleisch: Sie werden auf keinen Fall mit schweißtreibenden oder gar »stundenlangen« Übungen konfrontiert, die Sie von vornherein demotivieren. Mit einem Aufwand von nur ein paar Minuten täglich können Sie fast mühelos selbst dafür sorgen, Ihr gutes Aussehen lange zu behalten.

Sie werden sehen, daß es gar nicht so schwer ist, sein Gesicht in Form zu halten, wenn man die aufgeführten Tips berücksichtigt, und daß die äußere Ausstrahlung viel mit »inneren« Vorgängen zu tun hat. Diese Gymnastik formt die Konturen Ihres Gesichts, durchblutet und entschlackt die Gesichtshaut und verleiht Ihnen dadurch eine lebendige Schönheit. Mit anderen Worten: Gesichtsgymnastik *easy* zeigt Ihnen den Weg, Ihre Visitenkarte up to date aussehen zu lassen.

Die Übungen sind einfach und anhand der Fotos leicht nachzuvollziehen. Sie können sich ein für Sie individuell passendes Programm zusammenstellen oder sich einfach einen unserer Übungsvorschläge heraussuchen. Bald werden Ihnen »Ihre« Übungen in Fleisch und Blut übergegangen sein und morgens oder abends – wie das Zähneputzen – zur Selbstverständlichkeit werden.

II. Allgemeine Grundlagen

Was bewirkt Gesichtsgymnastik?

Gesichtsgymnastik ist eine Kosmetik, die nichts kostet und nicht nur Ihre äußere Schönheit erhält, sondern zudem von innen heraus für Gesundheit und Wohlbefinden sorgt. Sie erhalten damit die natürliche Spannkraft Ihrer Gesichtszüge und sorgen dafür, daß Ihre Gesichtsmuskulatur geschmeidig bleibt. Durch die Bewegung wird Ihr Gesicht besser durchblutet: Ihr Teint wird frisch und lebendig. Und – wie bereits erwähnt – mit Gesichtsgymnastik beugen Sie einer allzu starken Faltenbildung vor. Durch regelmäßiges Training betreiben Sie eine Art aktives Facelifting – ohne Schmerzen und ohne Narben. Wie Mimogymnastik an welcher Stelle genau ansetzt und was konkret sie bewirkt, wird im folgenden näher beschrieben.

Aufbau der Haut

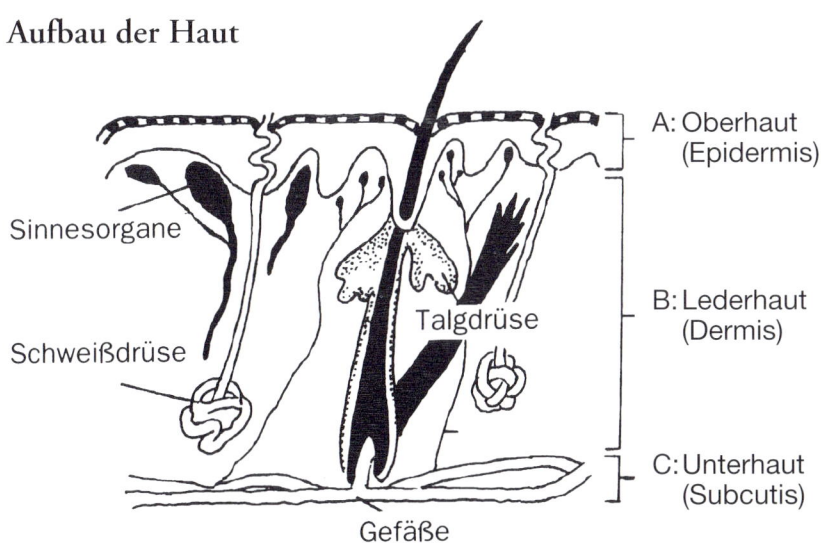

A: Oberhaut (Epidermis)

Sinnesorgane

B: Lederhaut (Dermis)

Talgdrüse

Schweißdrüse

C: Unterhaut (Subcutis)

Gefäße

A: In der oberen Hautschicht, der Epidermis, findet man größtenteils abgeplattete, verhornte Zellen, die durch Reibung abgetragen werden. Die Zellen haben zwar zum Teil noch die Fähigkeit, Feuchtigkeit zu speichern, werden aber nicht mehr über die Blutgefäße ernährt.

B: Die Lederhaut (Dermis) besteht aus faserigem Bindegewebe, das der Haut ihre Elastizität und Festigkeit verleiht. Das hier eingebettete kapillare Netz (feinste Blutgefäße) versorgt die Haut mit Nährstoffen und Sauerstoff.

C: In der Unterhaut, der Subcutis, befinden sich die Muskelfasern, die, gesteuert über zahlreiche Nervenbahnen, die Mimik und den Ausdruck unseres Antlitzes ausmachen.

Erhaltung der natürlichen Hautfunktion

So gut und nützlich Cremes auch sind – und das nicht nur unseres subjektiven Empfindens wegen –, mit ihnen können wir unsere Epidermis lediglich von außen mit Feuchtigkeit, Fett und Nährstoffen versorgen. Die Wirkung ist immer eine kurzfristige. Den Muskeltonus und die Durchblutung der Haut können Sie mit kosmetischen Mitteln also allenfalls bedingt beeinflussen.

> Wenn ich mit kosmetischen Präparaten von außen bestenfalls eine passive, kurzfristige Wirkung für meine Haut erziele, dann muß ich, um langfristig mehr zu erreichen, diese Pflege mit einer Aktivierung von innen heraus unterstützen.

Was kann ich mit Mimogymnastik erreichen?

1 Durch aktive, gezielte Muskelbewegung bewirke ich eine gesteigerte Durchblutung der betreffenden Hautpartie. Das ist im Prinzip ganz einfach zu verstehen: Jede Muskelbewegung verbraucht Energie. Der Körper muß »nachheizen« und transportiert hierfür vermehrt Blut an die Stelle des Bedarfs. Das vom Herzen kommende, sauerstoffreiche Blut transportiert nebenbei jede Menge Nährstoffe wie Vitamine, Spurenelemente, Mineralstoffe. Gut durchblutete, mit Sauerstoff und allen erforderlichen Nährstoffen versorgte Haut sieht rosig und gesund aus.

2 Die verstärkte Durchblutung animiert gleichzeitig noch ein benachbartes System, die Lymphgefäße. Auch diese bilden einen Kreislauf im Körper, der für die Entschlackung und den Schadstoffabtransport sorgt. Aufgequollene Augen, Unreinheiten und Irritationen haben bei gutem Lymphfluß viel weniger Chancen. Die Haut wirkt klar und sauber.

3 Regelmäßiges Bewegen kräftigt jeden Muskel, nicht nur den hervorspringenden Bizeps. Auch die kleinen zarten Muskeln, die unsere Mundwinkel oben halten, unsere Wangen voll erscheinen lassen und unsere Kinnpartie straffen, können trainiert werden.

4 Durch regelmäßiges Üben wird die gesamte Gesichtsmuskulatur gekräftigt. Dies führt zu einem besseren Halt für Haut und Unterhautfettgewebe. Die Haut kann nicht so schnell »ausleiern«.

5 Seien Sie versichert: Zu Ihrer Zornesfalte und zum Strahlenkranz Ihrer Augen[lach]fältchen können Sie ruhig stehen – die lassen Sie ganz bestimmt nicht älter erscheinen, sondern sorgen eher für eine Unterstreichung Ihrer Persönlichkeit, wenn Sie die glatten »Zwanziger« erst einmal hinter sich gelassen haben. Müde und alt wirken in erster Linie schlaffe Gesichtskonturen. Vor allem markante Gesichtszüge machen unsere Persönlichkeit aus. Bleibt der Muskeltonus erhalten, wird das eine oder das andere Fältchen den insgesamt jugendlichen Eindruck nicht beeinflussen.

6 Vergessen Sie vor allem eines nicht: Ihre Aufmerksamkeit und die liebevolle Beschäftigung mit Ihrem Äußeren gehen Hand in Hand mit einer positiven Einstellung zum eigenen Ich. Wer weiß nicht, daß ein zufriedener, glücklicher Mensch besser aussieht als ein griesgrämiger Nörgler? Wobei es sich bekanntlich um eine Wechselwirkung handelt: Je sicherer Sie sich sein können, daß Ihre Haut Elastizität und Spannkraft besitzt, Sie mit anderen Worten einfach gut ausschauen, desto leichter dürfte es Ihnen dann auch fallen, positiv auf Ihre Umwelt zu wirken.

Wissenswertes über die Gesichtsmuskulatur

Die Funktionen der Gesichtsmuskulatur

Bevor Sie sich mit dem praktischen Teil, also mit den Übungen beschäftigen, sollten Sie erst noch einige grundlegende Dinge wissen.

Unsere Mimik ist der Gesichtsmuskulatur unterworfen. Wir können diese spezielle Muskulatur also nur dann bewegen, wenn wir – übertrieben gesprochen – Grimassen schneiden. Die Muskulatur verschiebt die Oberhaut und verändert dadurch unseren Gesichtsausdruck. Nun ist jedoch gerade die uns eigene Mimik für so manches Fältchen verantwortlich.

Ein Beispiel: Die sogenannte Zornesfalte wird mit den Jahren immer ausgeprägter und tiefer. Entstanden ist sie durch ein unbewußtes Zusammenschieben der Augenbrauen. Viele Male am Tage wiederholen wir diese Bewegung beim Wundern, Ärgern und auch ganz einfach beim Sprechen. Bewußt nehmen wir sie gar nicht mehr wahr, aber unsere Haut registriert jedes kleinste Runzeln, und es bildet sich mit der Zeit eine Falte, die sich nicht mehr glätten läßt.

Wenn wir also Gesichtsgymnastik betreiben und den Spannungszustand der Haut erhalten wollen, müssen wir die mimische Muskulatur trainieren, ohne jedoch die eben beschriebene Hautverschiebung vorzunehmen. Dies erreichen wir nur, indem wir das Hautbindegewebe beziehungsweise den Muskelansatz festhalten und die betreffenden Muskeln gegen diesen Widerstand arbeiten lassen.

Das Fixieren der entsprechenden Hautpartie läßt sich entweder mit den Fingerspitzen oder mit der flachen Hand erreichen.

Die Anatomie der Gesichtsmuskeln

Sehen wir uns die Muskeln, mit denen wir nun arbeiten wollen, erst einmal etwas genauer an. Wenn Sie exakt wissen, welchen Muskel Sie bewegen und was dieser in Ihrer Mimik verändert, wird es Ihnen wesentlich leichter fallen, die Übungen korrekt nachzuvollziehen.

Die Gesichtsmuskeln liegen dicht unter der Haut und bestimmen durch ihre Kontraktionen unseren Gesichtsausdruck. Sie ermöglichen außerdem das Öffnen und Schließen der Augenlider und des Mundes.

Ein Bewegen der Kopfhaut und der Ohren ist bei uns Menschen im Gegensatz zu manchen Tieren (zum Beispiel beim Hund) nur beschränkt möglich. Die mimischen Funktionen der Gesichtsmuskulatur geben die Gemütsverfassung und die augenblickliche Stimmung wieder.

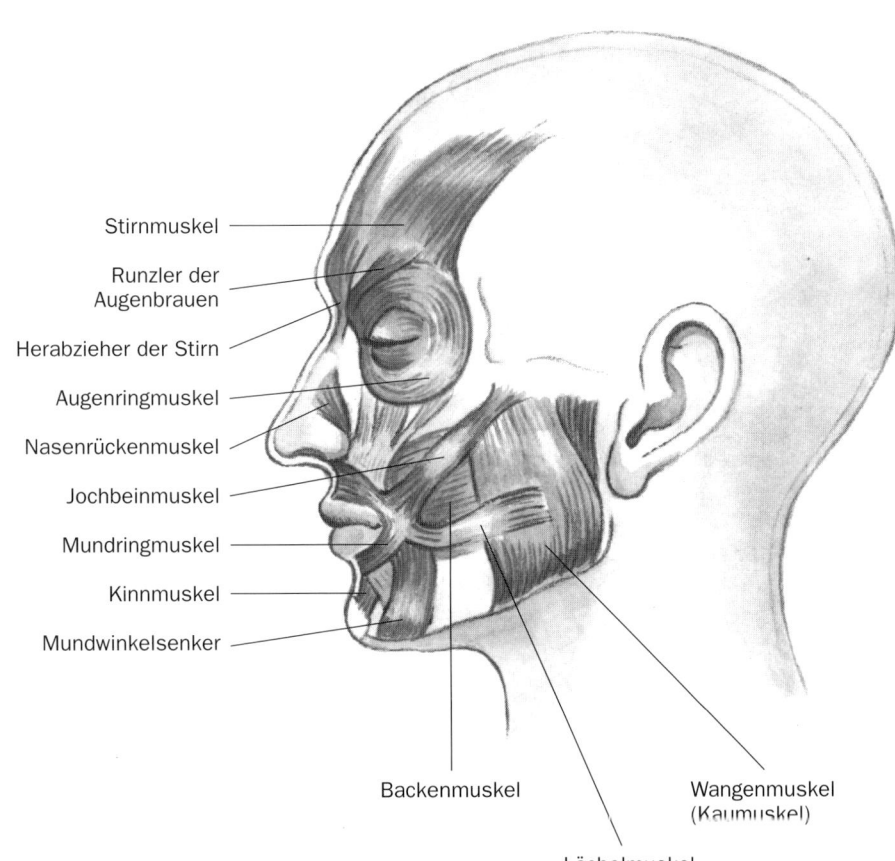

Stirnmuskel

Runzler der Augenbrauen

Herabzieher der Stirn

Augenringmuskel

Nasenrückenmuskel

Jochbeinmuskel

Mundringmuskel

Kinnmuskel

Mundwinkelsenker

Backenmuskel

Wangenmuskel (Kaumuskel)

Lächelmuskel

Der Nasenrückenmuskel läßt uns die Nase rümpfen. Der Mundwinkelsenker zieht die Mundwinkel herab (verächtlicher oder depressiv wirkender Gesichtsausdruck) und ist der Gegenspieler zum Jochbeinmuskel, der die Mundwinkel nach hinten oder nach oben zieht und so für das Lachen und die Wangengrübchen verantwortlich ist.

Der Mundringmuskel formt und schließt den Mund (Lippenfältchen). Den Wangenmuskel benötigen wir zum Kauen, und er ermöglicht, daß man Luft unter Druck aus der Mundhöhle blasen kann (Trompetermuskel). Außerdem ist die Wangenmuskulatur mit dem dazugehörigen Fettgewebe die Grundlage der Wangenform (Hängebäckchen).

Der Lächelmuskel zieht die Mundwinkel seitwärts, der Kinnmuskel schiebt die Unterlippe vor (Kinngrübchen) und hebt die Kinnhaut (schlaffes Gewebe – Doppelkinn). Der Stirnmuskel setzt sich teilweise in den Augenringmuskeln fort. Er hebt die Augenbrauen und runzelt die Stirn (Stirnquerfalten). Sein Gegenspieler ist der Herabzieher der Stirn und der Runzler der Augenbrauen (senkrechte Falten auf Stirn und Nasenwurzel), die unserem Gesicht einen entschlossenen und kritischen Ausdruck verleihen.

III. Gesichtsgymnastik *easy*: Praktischer Teil I

Nervenpunktmassage (Meridianmassage)

Einen Teil dieses Ratgebers möchte ich der Aktivierung der körpereigenen Energien im Gesicht durch Stimulierung der Nervenbahnen und Nervenendpunkte (oder Meridiane) widmen.

Vor etwa 5000 Jahren entdeckte man in China ein energetisches Steuerungssystem im Menschen, auf das die Akupunktur aufgebaut ist. Dieser Energiekreislauf ist durch Meridiane – das sind Energiebahnen, in denen die Lebenskraft fließt – geordnet. Der Energiekreislauf ist allen anderen Kreisläufen übergeordnet, also dem Blut-, Lymph- und dem Nervenkreislauf.

Wenn man diesen Energiekreislauf stimuliert, aktiviert man gleichzeitig die anderen drei Körpersysteme – dies wollen wir uns auch bei der Gesichtsgymnastik zunutze machen.

Die folgenden Übungen bestehen nicht, wie alle späteren »Turnübungen«, aus Anspannung und Entspannung der Muskeln. Bei der Nervenpunktmassage wird der jeweilige Nervenpunkt kreisförmig durch leichten Druck angeregt und somit zur Reaktion auf die jeweilige Energiebahn gezwungen. Dadurch werden bestehende Blockaden gelöst, und die Energie kann wieder frei und harmonisch fließen.

Jede Übung hat einen positiven Einfluß auf die körpereigene Energie im Gesicht, zusätzlich wirken einige dieser Nervenpunkte auf innere Organe oder das gesamte Nervensystem.

Jeder Gesichts-»Turnübung« sollten ein bis zwei von diesen stimulierenden Massagegriffen vorausgehen. Suchen Sie sich selbst die Griffe aus, die Sie am meisten ansprechen.

Übungsanleitung

Die Finger liegen auf dem beschriebenen und von Ihnen ertasteten Nervenpunkt, den Sie anhand des Fotos überprüfen können. Nun rollieren Sie in die angegebene Richtung. Rollieren bedeutet: Sie massieren einen Punkt, indem Sie mit Druck kreisend die Haut verschieben. (Also auf keinen Fall – wie beim Massieren – auf der Hautoberfläche kreisen!)

Übung A

Ertasten Sie am oberen Rand der Stirn jeweils eine Einbuchtung auf beiden Seiten des Mittelscheitels.

Legen Sie Ihre Mittelfinger fest auf diese Punkte, und verstärken Sie den Druck, bis es unangenehm wird. Zählen Sie bis sechs, und lassen Sie dann den Druck wieder leichter werden. Mit angenehmem Druck massieren Sie nun diese Punkte circa zehn Sekunden kreisförmig nach außen.

Wirkungen:
- Verbessert das Denkvermögen.
- Beseitigt Stauungen der Nervenendpunkte in der Stirn, dadurch
- bessere Durchblutung, mehr Sauerstoff und eine bessere Ernährung und Klärung der Gesichtshaut.

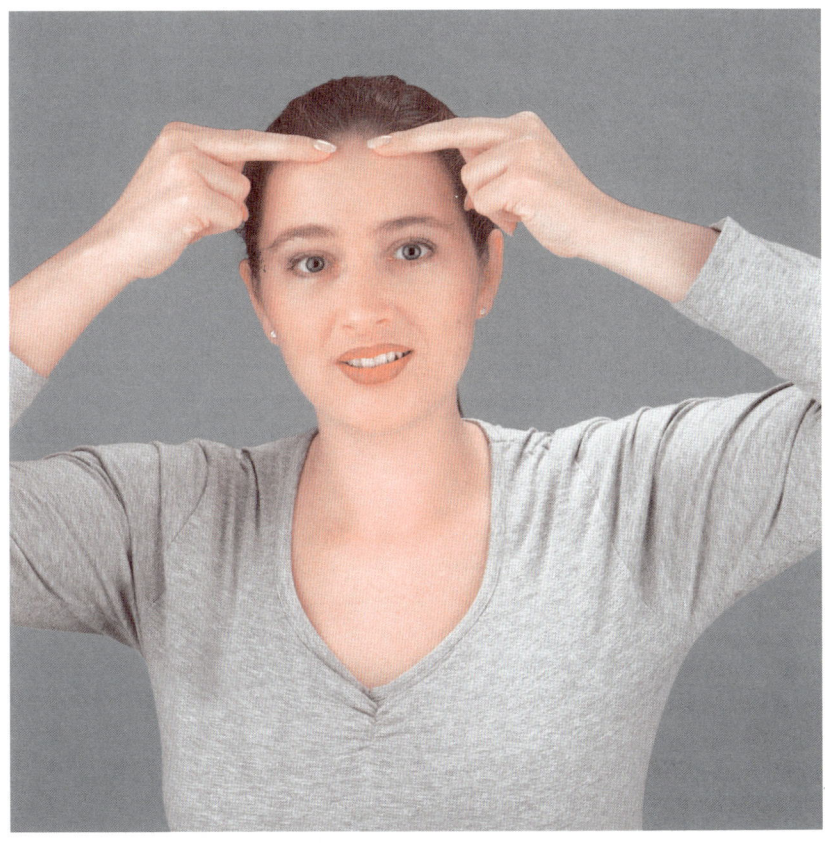

Abbildung 1

21

Übung B

Suchen Sie am oberen Grat der Wangenknochen einen kleinen Knochen-spalt (ungefähr unter der Pupille). Legen Sie Ihren Mittelfinger darauf, und kreisen Sie sanft mit etwas Druck nach unten. Verstärken Sie den Druck für circa sechs Sekunden und lassen dann wieder locker.

Wirkungen:
– Stimuliert Nieren und Darm.
– Beseitigt Giftstoffe und Säureüberschuß.
– Klärt Hautunreinheiten.

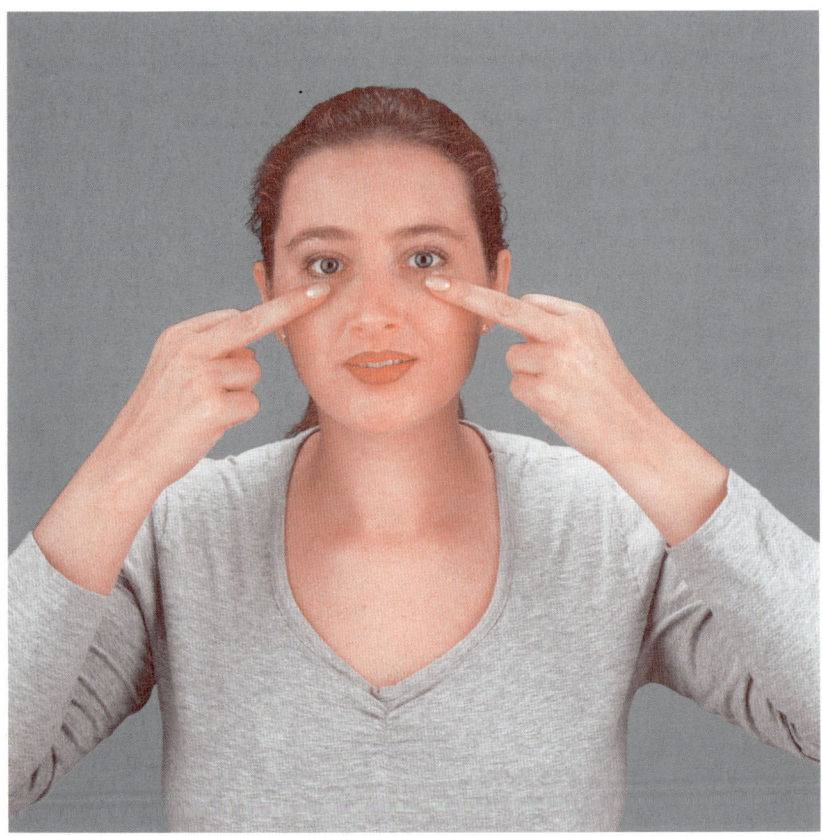

Übung C

Legen Sie Ihren Zeigefinger zwischen die Augenbrauen auf den Nasenrücken. Streichen Sie mit festem Druck den Nasenrücken auf und ab. Massieren Sie dann circa 30 Sekunden kreisend die Nasenspitze.

Wirkungen:
- Hilft bei Verdauungsproblemen.
- Verbessert den Spannungszustand der Haut, macht müde Haut
  »munter«.

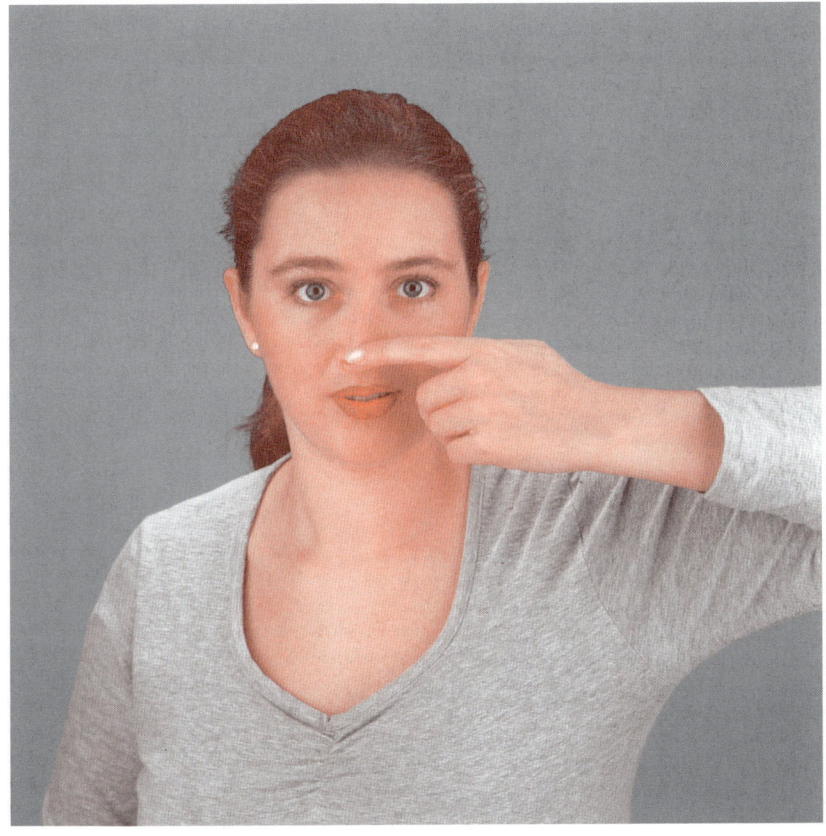

Abbildung 3

Übung D

Erspüren Sie mit beiden Mittelfingern zwischen Unterlippe und Kinn zwei kleine Vertiefungen. Massieren Sie diese auf der Stelle kreisend kräftig und, nach außen wandernd, circa 30 Sekunden lang.

Wirkungen:
- Aktiviert die Enzyme der Bauchspeicheldrüse.
- Unterstützt den Stoffwechsel.
- Macht eine schöne, klare Haut.

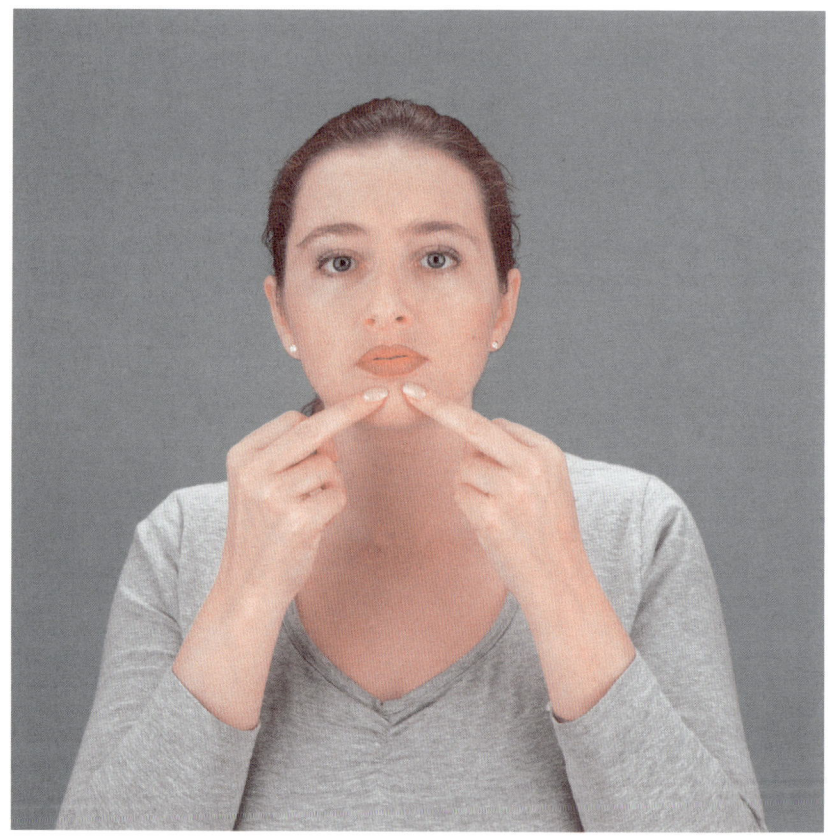

Übung E

Schließen Sie den Mund leicht, und lassen Sie die Lippen ganz entspannt aufeinander liegen. Legen Sie die Mittelfinger in die Mundwinkel, wo Ober- und Unterlippe aufeinandertreffen. Kreisen Sie mit kräftigem Druck mit beiden Mittelfingern auf dem äußersten Punkt der Lippen (Mundringmuskel).

Wirkungen:
– Stärkt die Funktion der Atemwege.
– Hilft gegen Erkältungen.
– Erhöht die Sauerstoffversorgung.
– Macht einen rosigen, frischen Teint.

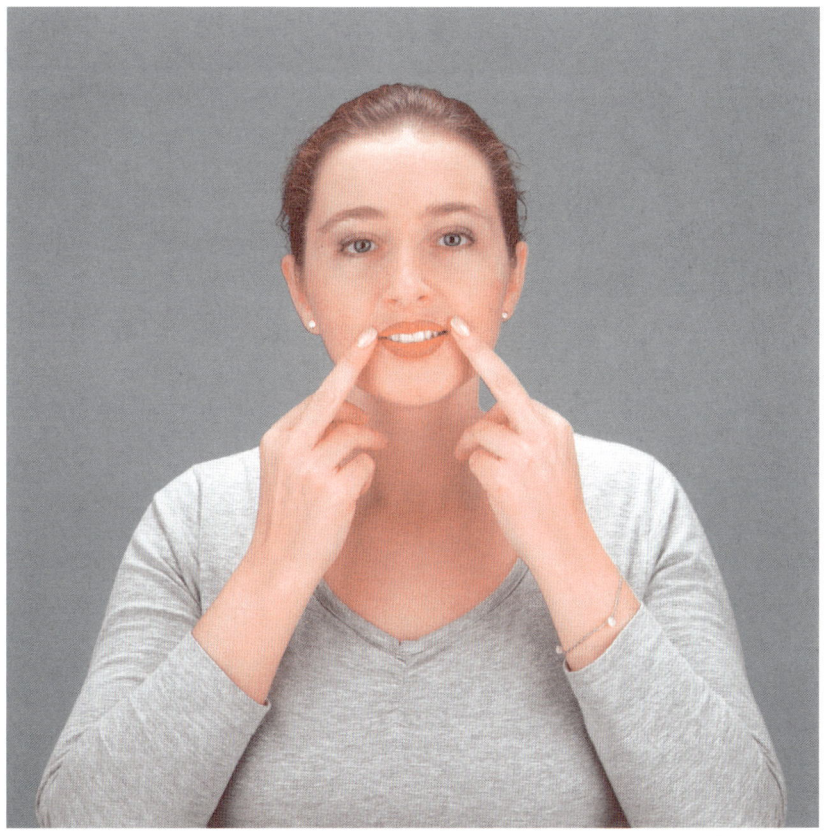

Abbildung 5

Übung F

Erfühlen Sie mit dem Mittelfinger eine kleine Kuhle in der Mitte der Stirn, direkt unter dem Haaransatz. Legen Sie Ihren Mittelfinger direkt auf diesen Punkt, und drücken Sie diesen mit sich ständig erhöhendem Druck.

Nehmen Sie den Druck langsam wieder zurück. Danach kreisen Sie, nach oben und außen beginnend, weitere 30 Sekunden auf der Stelle.

Wirkungen:
- Stärkung des gesamten Nervensystems.
- Ausgeglichenheit, Zufriedenheit, Wohlbehagen.
- Gelöster Gesichtsausdruck.
- Gegen Sorgenfalten.

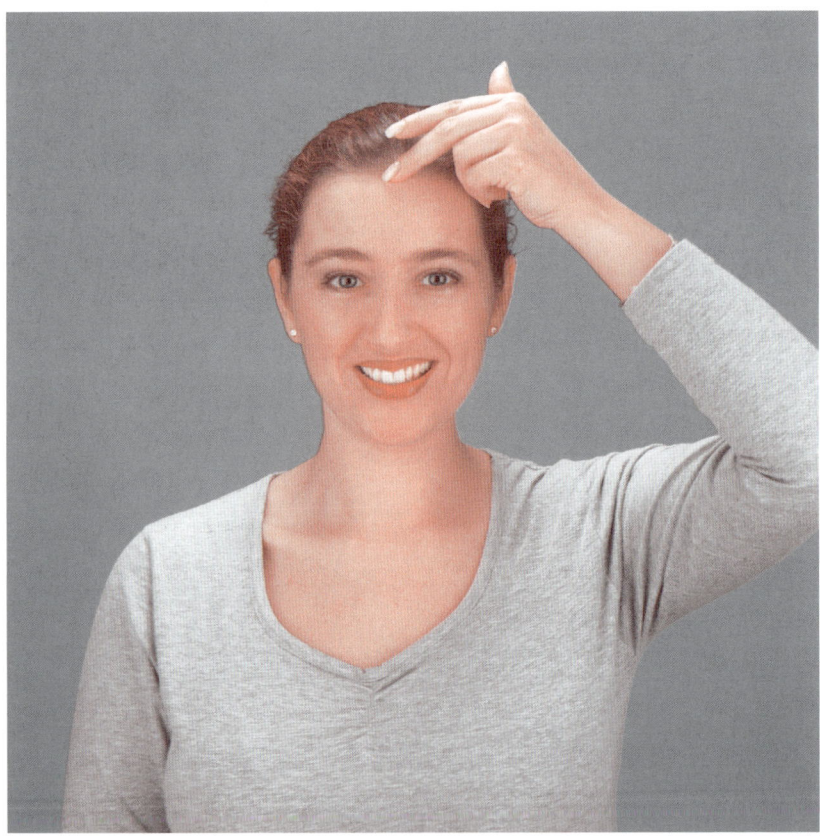

Abbildung 6

Übung G

Massieren Sie beide Ohrmuscheln, so kräftig Sie können, mit jeweils drei Fingern (Daumen, Zeige- und Mittelfinger), oben beginnend, bis zum Ohrläppchen, insgesamt dreimal. Verweilen Sie dann am Ohrläppchen und drücken es 30 Sekunden lang kräftig. Anschließend massieren Sie es noch einmal gut durch.

Hier dürfen Sie ausnahmsweise richtig fest auf der Haut kreisend massieren, da die Ohren mit Nervenpunkten bedeckt sind und Sie deshalb nicht wie bei den anderen Übungen auf einem Punkt rollieren, sondern gleich eine ganze Ansammlung dieser Nervenpunkte anregen können.

Wirkungen:
- Stärkt die Gesichtsmuskulatur und durchblutet sie.
- Zaubert kleine Knitter- und Müdigkeitsfältchen weg.

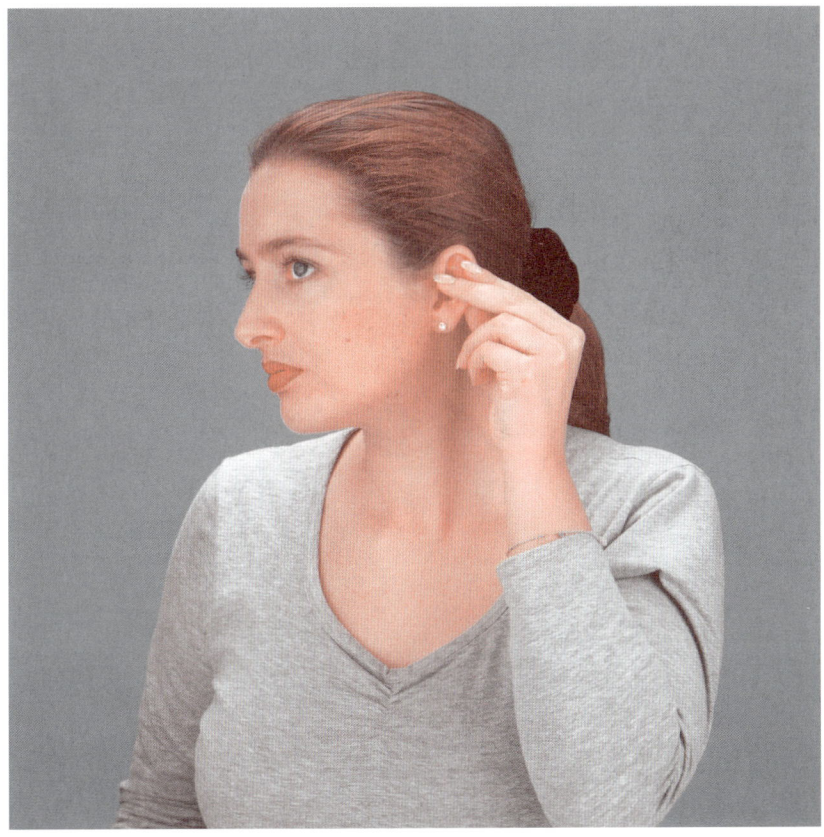

Abbildung 7

27

Massage gegen Kopfschmerzen

Als letzte dieser Übungen folgt eine Übung, mit der Sie Streß, Spannungen und Kopfschmerzen einfach wegmassieren können. Diese Massage kann auch von einem Partner ausgeführt werden.

Legen Sie die Fingerspitzen rechts und links von der Halswirbelsäule auf. Massieren Sie dort 30 Sekunden auf der Stelle (Abb. 8.1).

Danach bleiben die Finger ungefähr in diesem Abstand, und Sie arbeiten sich Stück für Stück, jeweils 30 Sekunden auf der Stelle massierend, vom Hinterkopf über den Scheitelpunkt bis zum vorderen Haaransatz hinauf (Abb. 8.2).

Dort angekommen, vergrößern Sie den Abstand zwischen den massierenden Fingern Richtung Ohr (immer am Haaransatz entlang) jeweils um circa drei Zentimeter und massieren auch hier in diesen Abständen jeweils 30 Sekunden auf der Stelle, bis Sie direkt über dem Ohr angekommen sind (Abb. 8.3).

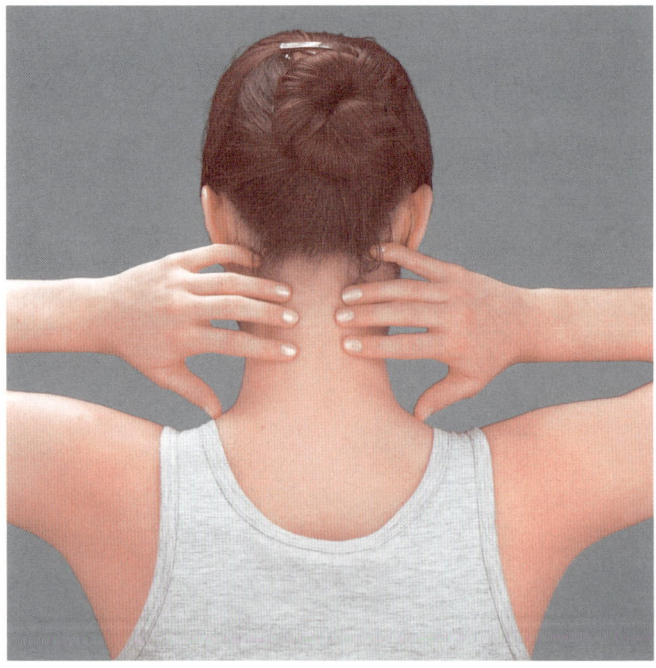

Abbildung 8.1

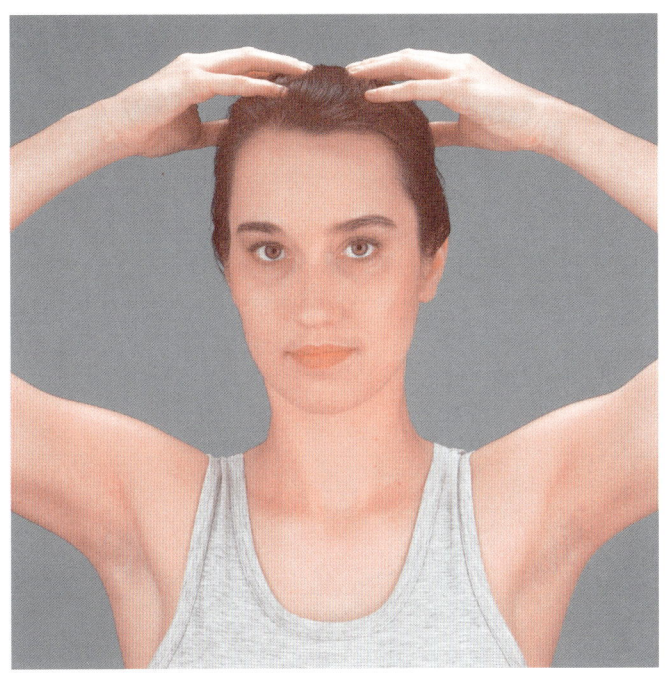

Abbildung 8.2

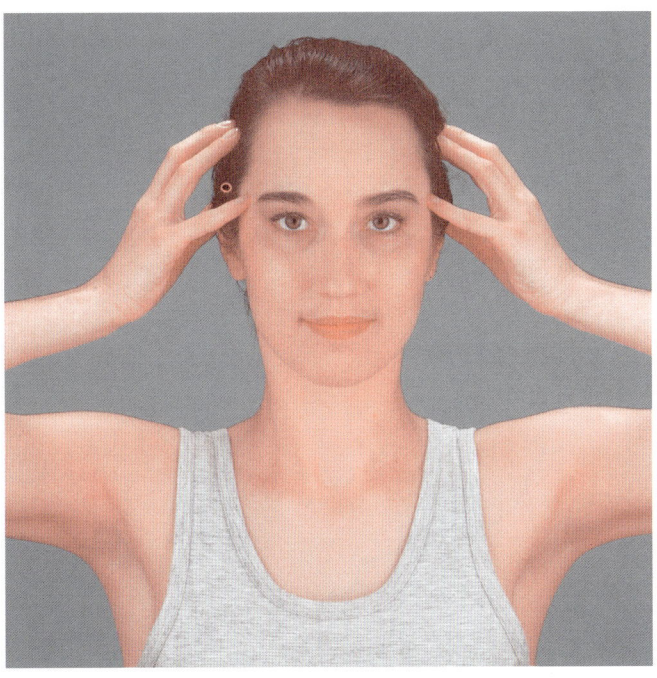

Abbildung 8.3

IV. Gesichtsgymnastik *easy*: Praktischer Teil II

Erlernen und Ausführen der Gesichtsgymnastik-Übungen

Für Ihren Erfolg ist es wichtig, jede Übung erst einmal genau zu erlernen und sie entsprechend zu trainieren. Erst dann sollte und kann sich jeder sein ganz individuelles Programm für die in Frage kommenden Problemzonen zusammenstellen.

Wichtig: Für die Gesichtsgymnastik gilt natürlich dasselbe wie für jedes andere Muskeltraining: Erst die regelmäßige Anwendung bringt auch Erfolge. Also lieber nicht zu viele Übungen vornehmen, das ausgewählte Programm dann aber auch beibehalten!
– Lesen Sie alles aufmerksam durch.
– Bereiten Sie alles vor, was für die Übung erforderlich ist.
– Suchen Sie sich einen bequemen Platz vor dem Spiegel.
– Binden Sie lange Haare zusammen.
– Entspannen Sie sich.
– Cremen Sie Ihr Gesicht mit einer leichten Tagescreme ein (möglichst nicht fettend – es besteht »Rutschgefahr«!).

Nun machen Sie sich mit den Übungen Stück für Stück vertraut. Kennzeichnen Sie die Übungen, die für Ihre speziellen Problemzonen geeignet sind und Ihnen gut gefallen. Dies ermöglicht Ihnen später, ein für Sie geeignetes, individuelles Programm von etwa fünf Übungen zusammenzustellen. Diese Übungen gehen Sie dann exakt nach Anleitung noch einmal durch. Sie sollten sie nach etwa einer Woche im Schlaf beherrschen und problemlos jeden Morgen und Abend ausführen können (Zeitaufwand beachten!).

Wechseln Sie die eine oder die andere Übung von Zeit zu Zeit aus, so daß sich Ihr Programm immer wieder etwas verändert und Ihnen nicht langweilig wird.

Am Ende des Buches sind als Beispiel einige fertige »Spezialprogramme« zusammengestellt, an denen Sie sich etwas orientieren können. Ansonsten haben Sie freie Auswahl. Lassen Sie uns nun mit den Übungen beginnen! 31

Vorbereitende Lockerungsübungen

Nackenlockerung

Machen Sie Ihren Nacken nach oben »lang«, blicken Sie kerzengerade nach vorn (Zug vom Scheitelpunkt Richtung Zimmerdecke).

Das Kinn langsam senken.

Fünf Sekunden verharren (Abb. 9.1).

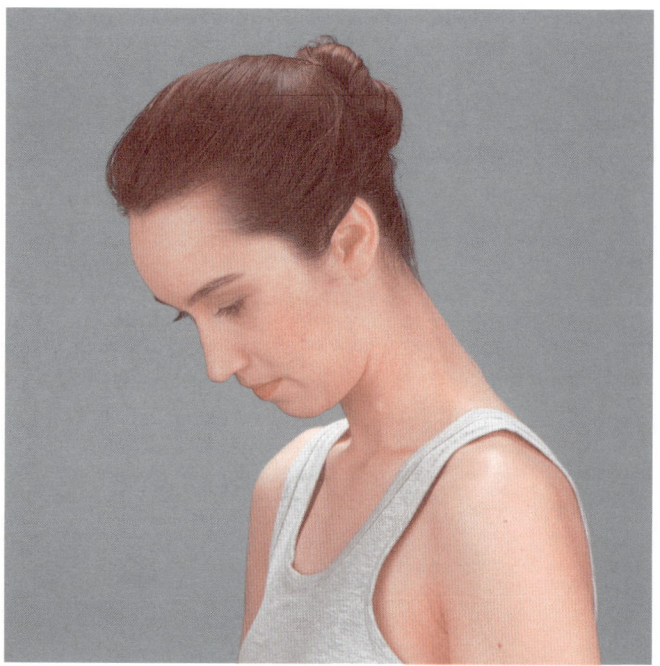

Abbildung 9.1

Den Kopf langsam wieder heben.

Den Nacken nochmals langziehen.

Nun legen Sie den Kopf sehr langsam leicht nach hinten in den Nacken.

Fünf Sekunden verharren (Abb. 9.2).

Langsam den Kopf wieder aufrichten.

■ Diese Übung führen Sie insgesamt dreimal durch!

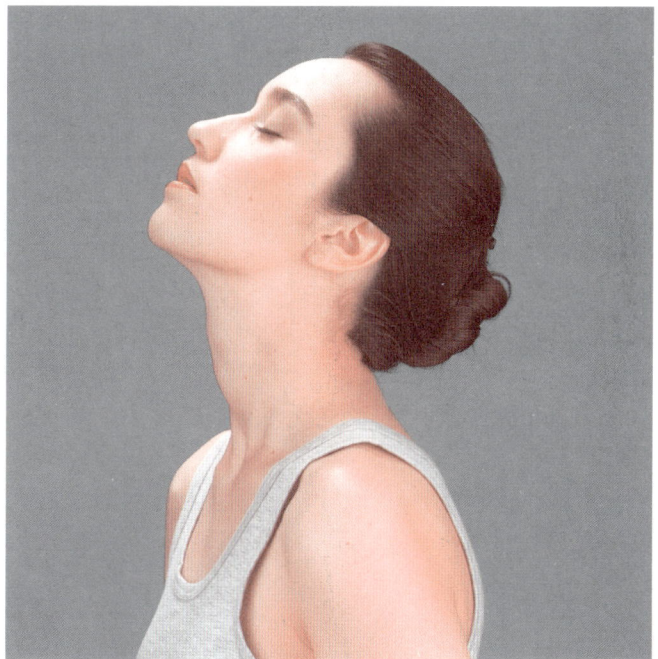

Abbildung 9.2

Nackenlockerung (seitlich)

Ziehen Sie den Nacken wie in der vorherigen Übung ganz lang, den Scheitelpunkt Richtung Decke.

Blicken Sie geradeaus.

Nun neigen Sie den Kopf langsam zur linken Seite (Ohr Richtung Schulter, Abb. 10.1).

Fünf Sekunden verharren.

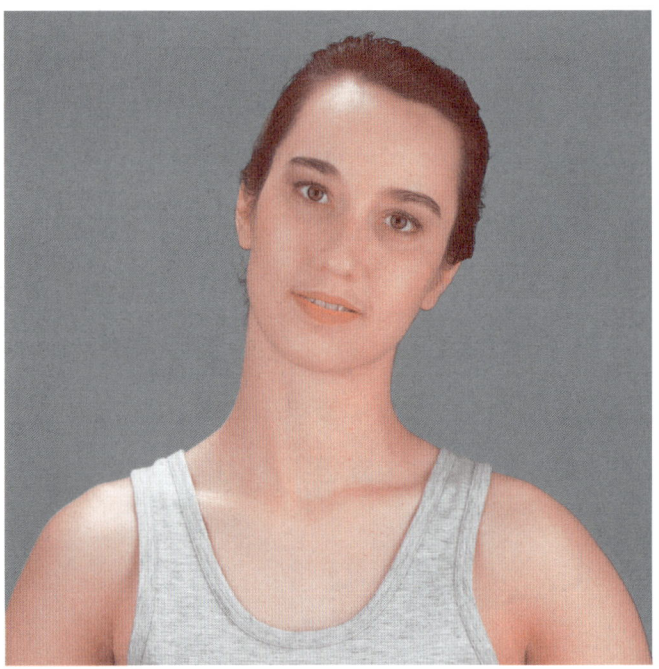

Abbildung 10.1

Bringen Sie den Kopf langsam wieder in Ausgangsposition.

Nacken langziehen.

Nun neigen Sie den Kopf langsam Richtung rechte Schulter (Abb. 10.2).

Fünf Sekunden verharren.

Kopf wieder aufrichten.

■ Übung für jede Seite dreimal ausführen!

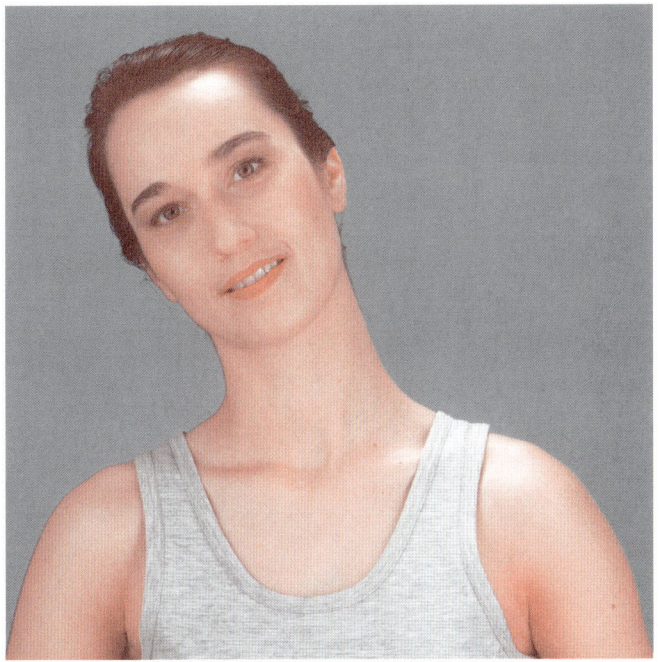

Abbildung 10.2

Durchblutung der Kopfhaut

Legen Sie alle zehn Fingerkuppen am Haaransatz entlang auf der Stirn auf. Üben Sie leichten Druck aus, und schieben Sie die Kopfhaut 10 bis 20 Sekunden vor und zurück (Abb. 11).

Verteilen Sie dann die zehn Fingerspitzen über die vordere Kopfhaut (etwa bis zum Scheitelpunkt). Nun mit den Fingern unter leichtem Druck kreisend die Kopfhaut massieren (Abb. 12).

- Die Fingerspitzen sollen auf dem gleichen Punkt bleiben. Also nicht die Finger, sondern die Kopfhaut bewegen!

Alle zehn Finger auf dem Hinterkopf verteilen.

Mit leichtem Druck die Kopfhaut kreisend massieren (Abb. 13).

Auch hier die Fingerspitzen auf dem Punkt liegen lassen!

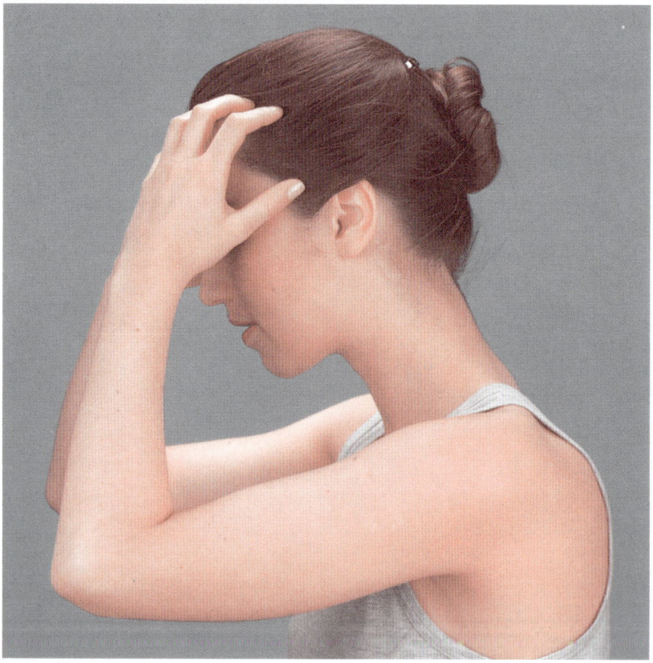

Abbildung 11

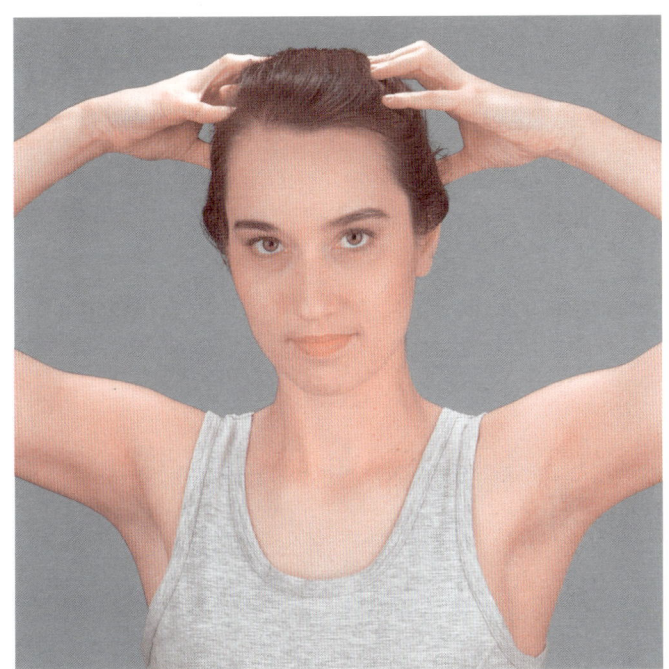

Abbildung 12

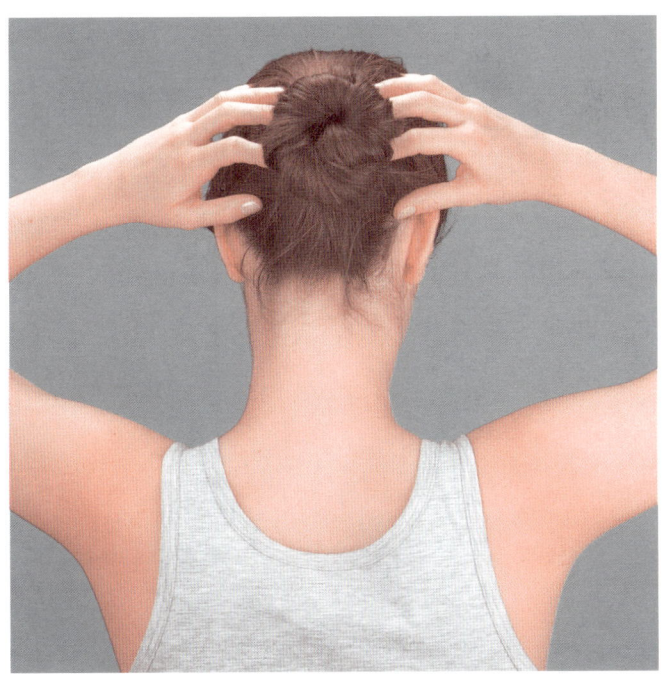

Abbildung 13

Übungen für die Stirnpartie

Übung Nr. 1: Gegen Stirnfalten

Legen Sie die flache Hand mit ausgestreckten Fingern glatt auf die Stirn auf. Üben Sie zarten Druck aus. Nun versuchen Sie, gegen den Widerstand Ihrer Finger die Stirn zu runzeln. Sie sollten die Muskelanspannung der Stirnmuskulatur spüren, aber keine Falten machen.

- Entspannen Sie die Stirnmuskulatur wieder, und wiederholen Sie diese Übung mindestens fünfmal.

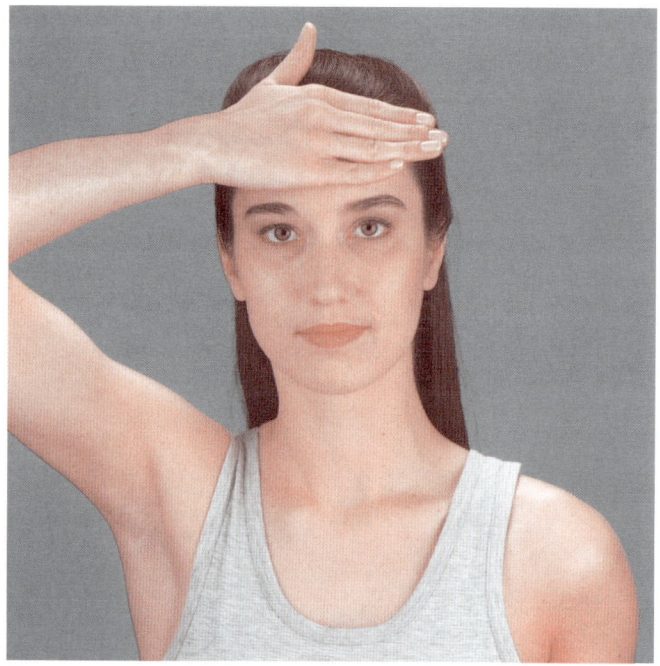

Abbildung 14

Übung Nr. 2: Bei gesunkenen Augenbrauen

Halten Sie mit beiden Händen die Haut am Haaransatz mit Zug nach oben fest. Nun schließen Sie die Augenlider leicht und blicken angestrengt nach unten. Halten Sie diese Anspannung circa zehn Sekunden. Entspannen Sie sich.

- Wiederholen Sie diese Übung zweimal. Beim dritten Mal schauen Sie wieder nach unten und rollen nun langsam die geschlossenen Augen in alle Richtungen (die Augen zweimal links- und zweimal rechtsherum kreisen).

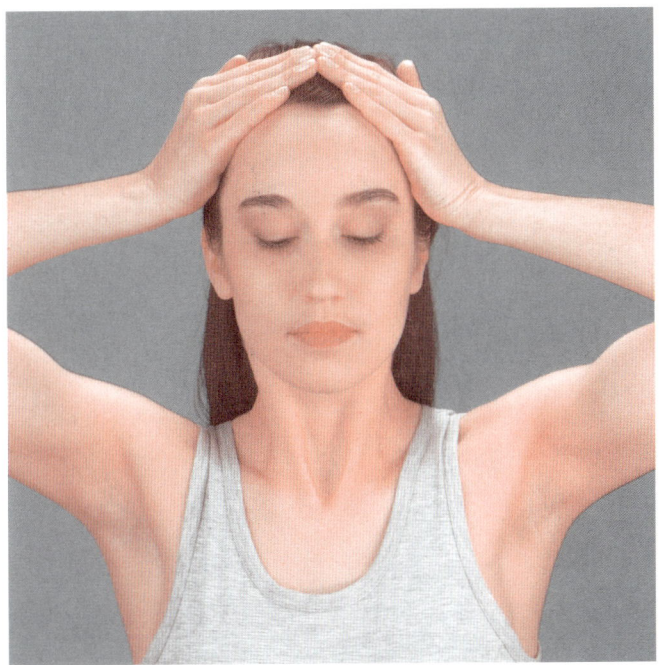

Abbildung 15

Übung Nr. 3: Gegen waagrechte Stirnfalten

Legen Sie beide Hände – Fingerspitzen fast aneinander – auf die Stirn. Üben Sie leichten Zug nach oben aus. Nun versuchen Sie, gegen diesen Widerstand Ihre Augenbrauen nach unten zu ziehen.

- Vorsicht: Keine Zornfalten machen!
- Halten Sie die Anspannung jeweils zehn Sekunden, und wiederholen Sie die Übung fünfmal.

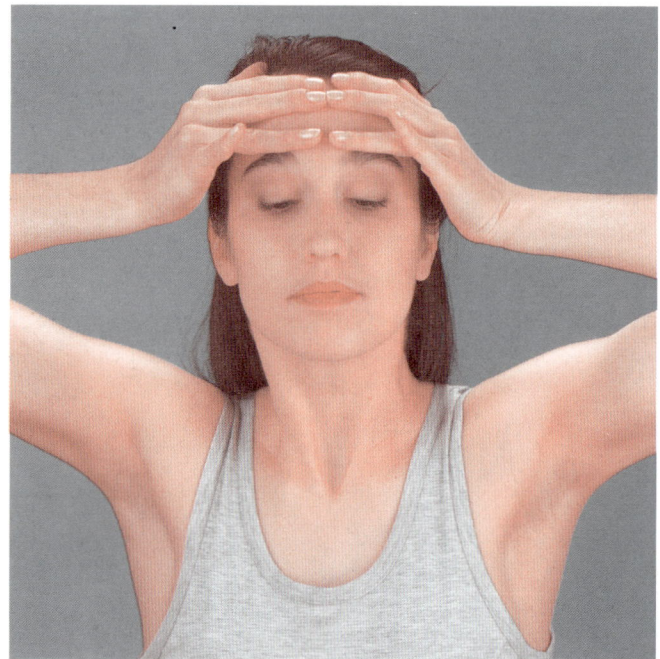

Abbildung 16

Übung Nr. 4: Bei senkrechten Stirnfalten und steilen Nasenwurzelfalten

Ihre Hände liegen auf Stirn und Kopfhaut auf. Ziehen Sie unter leichtem Druck Ihre Stirnhaut seitlich auseinander (Abb. 17.1). Nun versuchen Sie, die Stirn- und die Kopfhaut nach oben zu runzeln. Halten Sie diese Anspannung zehn Sekunden, und wiederholen Sie die komplette Übung noch viermal.

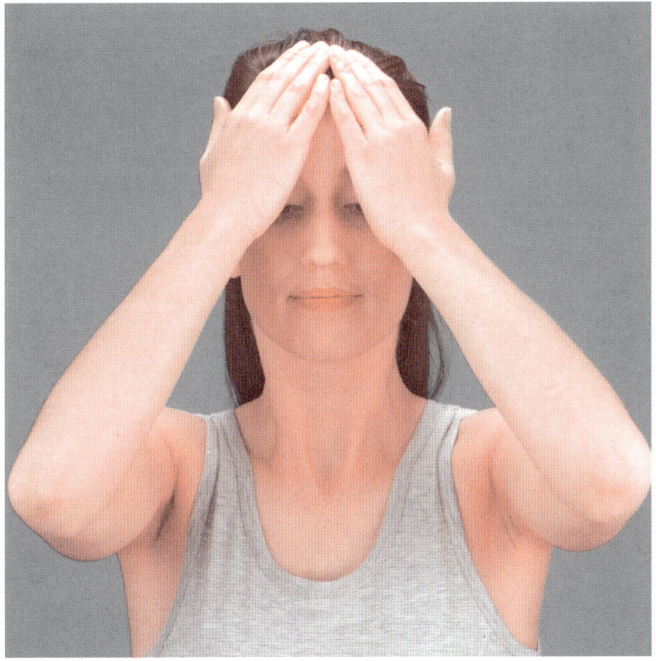

Abbildung 17.1

Danach entspannen Sie sich und streichen mit einer sanften Bewegung die Stirn seitlich Richtung Schläfe aus (Abb. 17.2).

■ Mehrmals wiederholen!

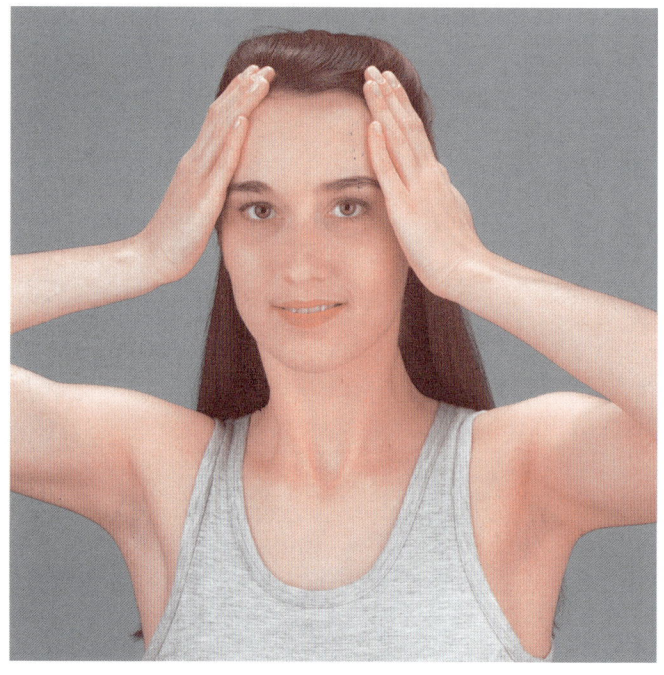

Abbildung 17.2

Übungen für die Augenpartie

Übung Nr. 5: Gegen schlaffe Oberlider

Legen Sie vier Fingerspitzen jeder Hand knapp unter die Augenbrauen. Drücken Sie etwas auf den Knochen, und schieben Sie die Augenbraue einen halben Zentimeter über den Knochenrand des Stirnbeins. Verstärken Sie den Druck Ihrer Finger noch etwas, und versuchen Sie nun, die Augen gegen diesen Widerstand fest zusammenzukneifen.

- Achtung: Kontrollieren Sie im Spiegel, daß Sie keine Zornfalten machen!
- Entspannen Sie Ihre Augen, und wiederholen Sie die Übung viermal.

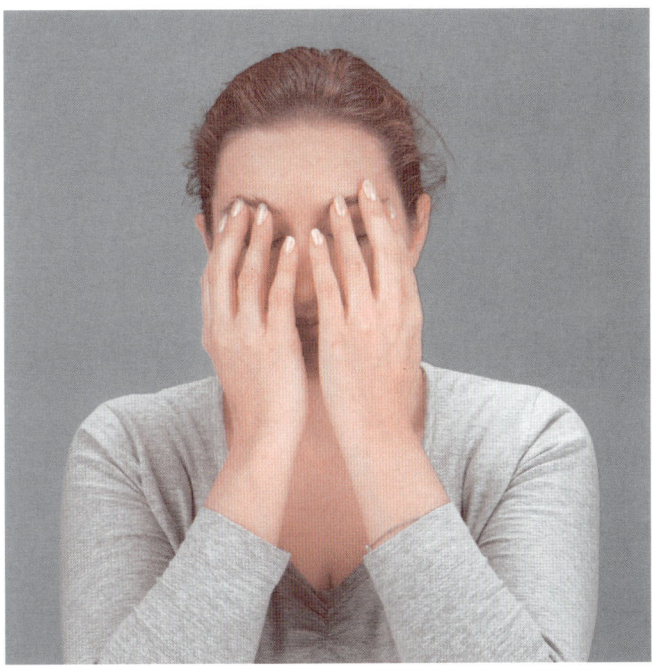

Abbildung 18

Übung Nr. 6: Gegen eine müde, schlaffe Augenpartie

Schließen Sie die Augen leicht, legen Sie die Mittelfinger flach auf die Oberlider auf. Versuchen Sie nun, gegen den Widerstand der Finger die Augen kräftig zusammenzukneifen.

- Das Gesicht soll faltenfrei aussehen!
- Führen Sie diese Übung fünfmal aus.

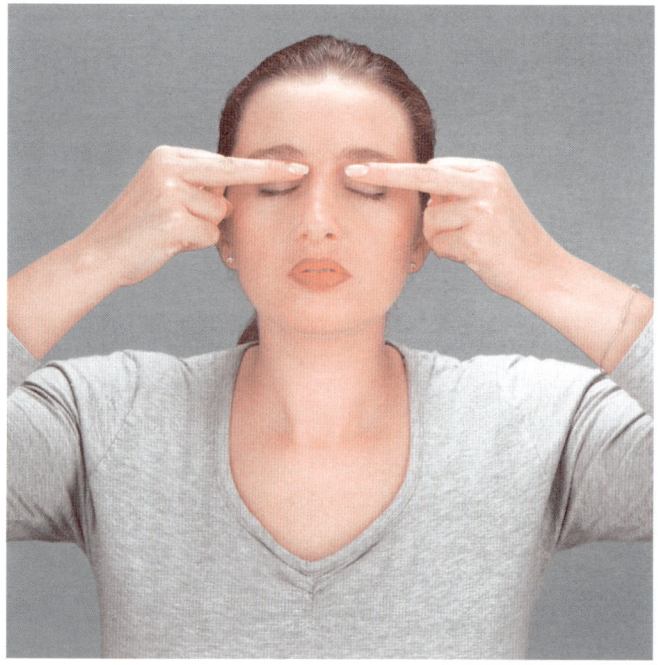

Abbildung 19

Übung Nr. 7: Stärkung der Augenringmuskulatur und der gesamten Augenumgebung

Machen Sie ganz große, erstaunte Augen, ohne jedoch die Stirn zu runzeln. Kontrollieren Sie sich im Spiegel! Nun beschreiben Sie mit den Augen langsam zwei große Kreise rechtsherum (Abb. 20.1).

Entspannen Sie die Augen ein paar Sekunden. Führen Sie die gleiche Übung noch einmal linksherum aus. Schauen Sie dabei intensiv zur Zimmerdecke, in die Zimmerecken, auf die Wände und zum Fußboden.

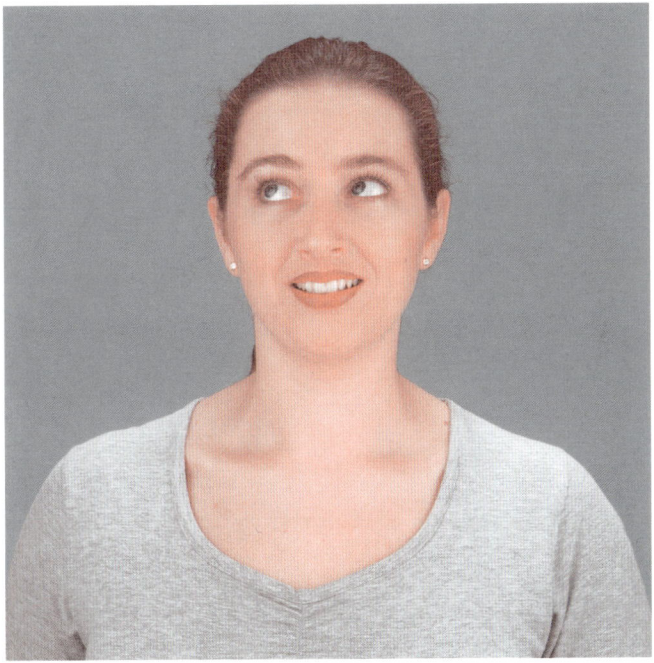

Abbildung 20.1

Danach legen Sie eine kleine Entspannungspause ein. Schließen Sie die Augen und kreisen nun genauso intensiv wie mit geöffneten Augen zweimal rechts- und zweimal linksherum (Abb. 20.2).

■ Sie sollten die Muskelanspannung intensiv spüren.

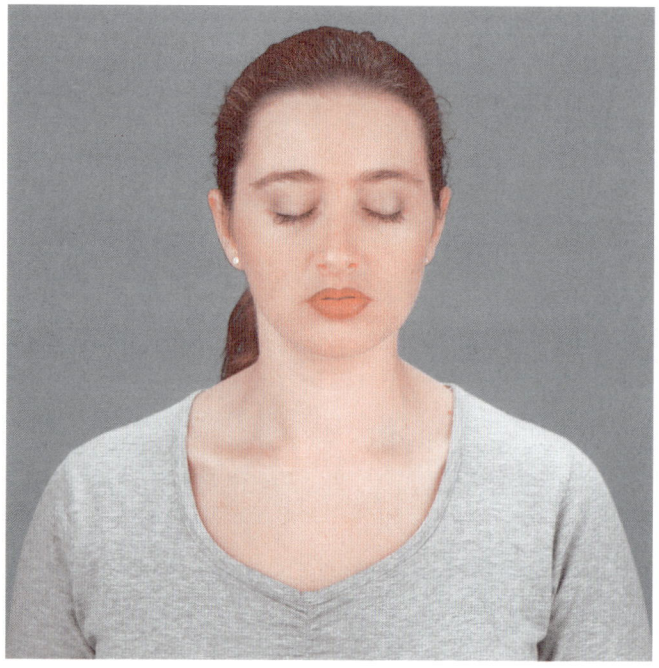

Abbildung 20.2

Übung Nr. 8: Gegen Krähenfüße und Augenringe

Legen Sie vier Finger auf den Augenringmuskel, wo sich Krähenfüße beziehungsweise Augenfältchen bilden können. Gegen starken Widerstand der Finger die Augen zusammenpressen, als würden Sie in die Sonne blinzeln. Die Stirn muß dabei glatt bleiben.

Drücken Sie die Fingerspitzen nur ganz leicht auf die zarte Augenpartie und üben gleichzeitig einen leichten Zug nach außen Richtung Schläfe aus.

■ Diese Übung insgesamt fünfmal ausführen!

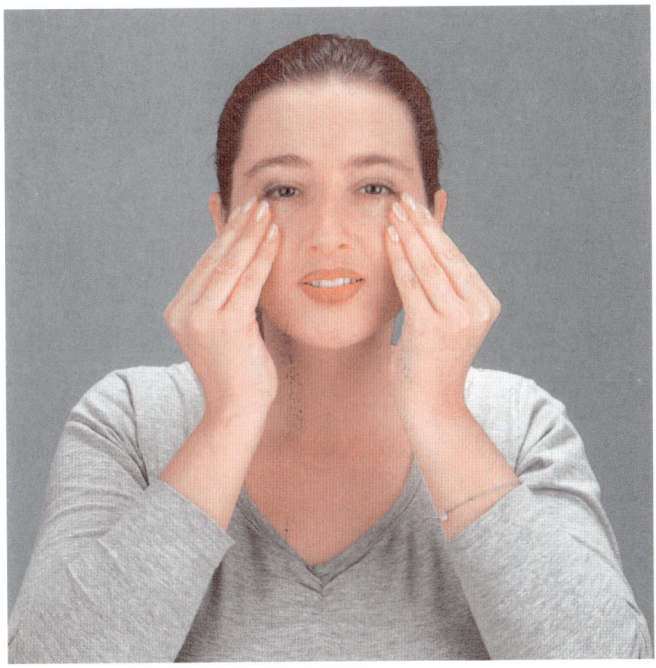

Abbildung 21

Übung Nr. 9: Bei müden Augenlidern

Legen Sie alle vier Fingerkuppen auf den Rand des Jochbeins. Üben Sie zarten Druck aus. Schauen Sie geradeaus und konzentrieren Sie sich. Nun versuchen Sie, in immer schneller werdendem Tempo die Augen zu öffnen und zu schließen.

■ Diese Übung ist sehr anstrengend. Sie sollten die Anspannung der Augenmuskulatur intensiv spüren!

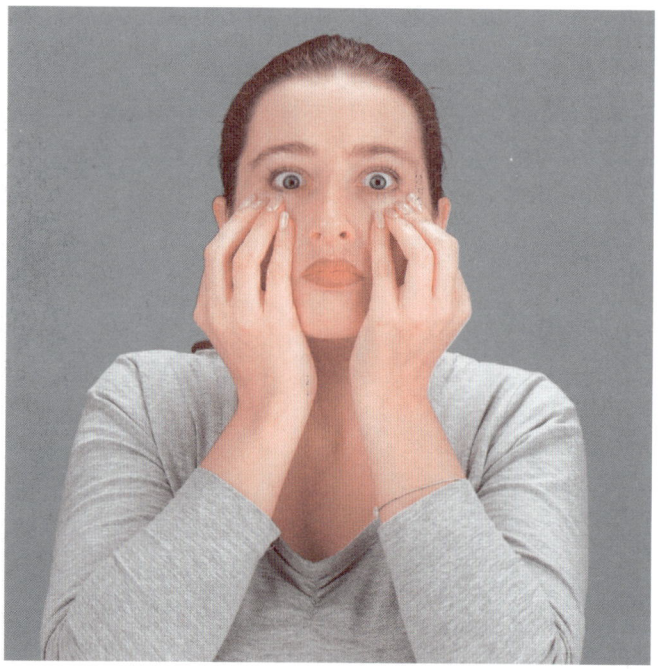

Abbildung 22

Übung Nr. 10: Gegen schlaffe Augenlider

Beide Zeigefinger auf die Brauen auflegen und leicht nach unten drücken. Gegen diesen Widerstand die Augenbrauen hochziehen.

- Kontrollieren Sie vor dem Spiegel, daß Sie bei der Übung keine Stirnfalten machen!
- Führen Sie die Übung mindestens fünfmal durch.

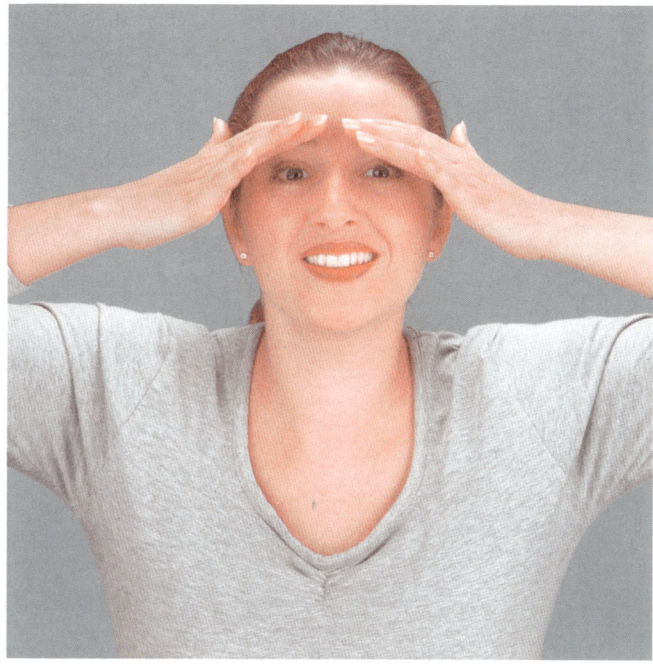

Abbildung 23

Übung Nr. 11: Zur Kräftigung der Augenringmuskulatur

Setzen Sie sich aufrecht auf einen Stuhl. Machen Sie ganz große Augen, ohne die Stirn zu runzeln. Suchen Sie sich einen Punkt am anderen Ende des Raumes, und schauen Sie diesen ganz konzentriert an. Die Augen sollen Sie dabei anstrengen. Danach entspannen Sie sich.

■ Wiederholen Sie diese Übung zweimal.

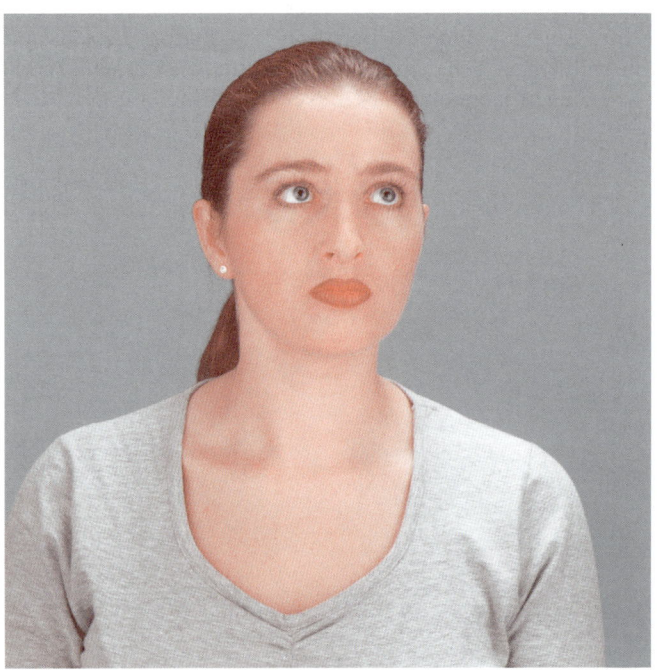

Abbildung 24

Übung Nr. 12: Entspannen der Augen

Schließen Sie die Augen, und legen Sie Ihre Hände darauf. Entspannen Sie die Augen und die Augenmuskulatur, und atmen Sie ruhig und gleichmäßig durch (Abb. 25).

Tips für müde, gerötete oder verquollene Augen

1 Kochen Sie sich starken, schwarzen Tee, lassen Sie ihn lange ziehen und abkühlen. Befeuchten Sie zwei Wattepads damit, und legen Sie sie auf Ihre Augen. Entspannen Sie damit ein Viertelstündchen.

2 Falls Sie Eisgel-Päckchen gegen Verletzungen in Ihrer Gefriertruhe aufbewahren: Tragen Sie rund um die Augenpartie Augengel auf, und legen Sie für fünf Minuten die Eisgel-Päckchen auf Ihre Augen.

3 Wenn Ihre Augen am Morgen öfter verquollen aussehen: Bewegen Sie Ihre Augen – noch im Bett liegend – kräftig! Lassen Sie Ihren Kopf still liegen. Schauen Sie intensiv in alle Zimmerecken, lassen Sie die Augen langsam kreisen. Versuchen Sie, auf den Boden zu schielen oder auf die Wand hinter Ihnen.

Diese Bewegungen der Augen regen die Lymphtätigkeit an und sorgen für einen schnelleren Abfluß der angestauten Körperflüssigkeit.

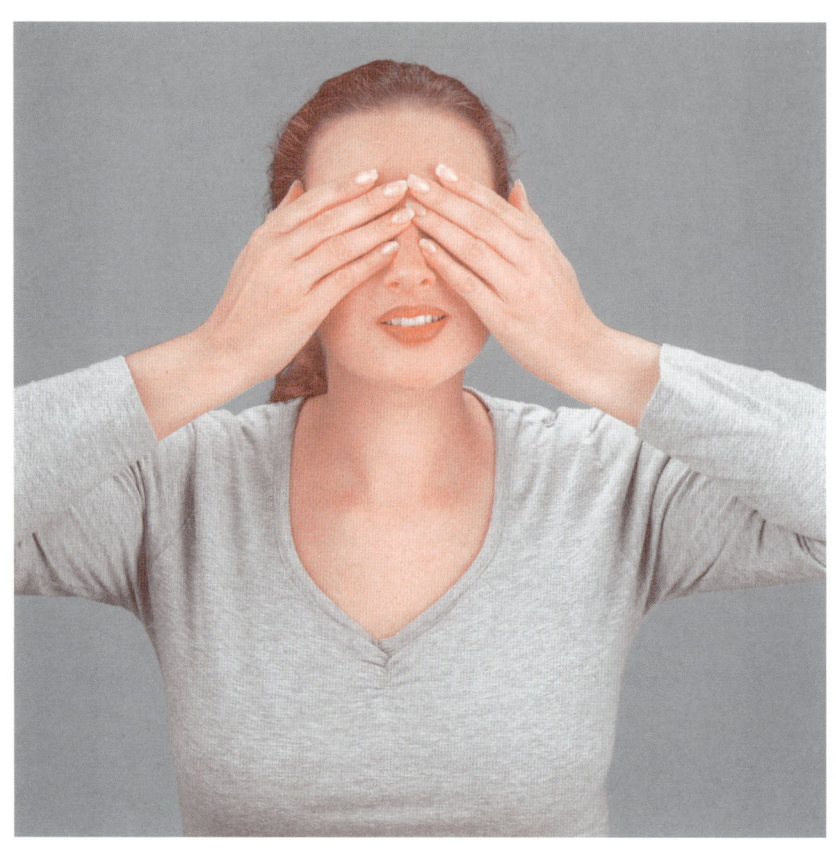

Abbildung 25

Übungen für die Mundpartie

Übung Nr. 13: Formung der Mundpartie

Pusten Sie zehn Sekunden lang kräftig in die Luft. Die Übung ist richtig, wenn Sie so pusten, als wollten Sie eine Kerze ausblasen. Falsch wäre es, wenn Sie zu pfeifen versuchten (Abb. 26.1).

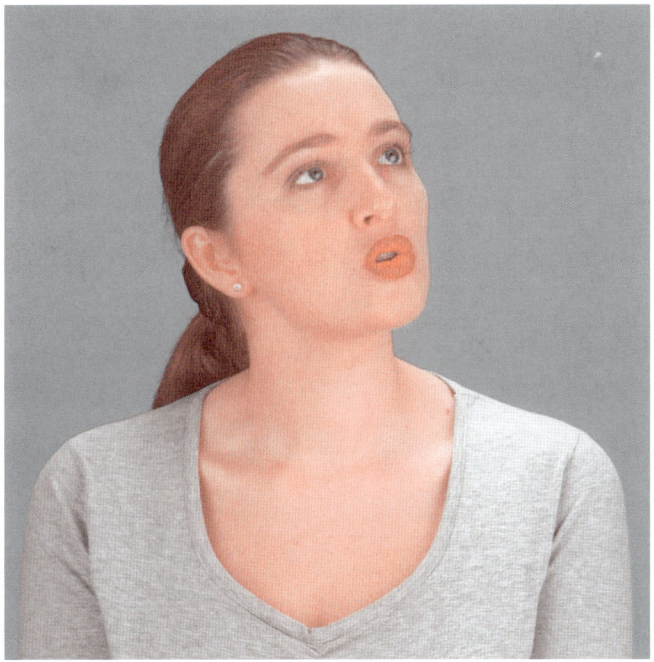

Abbildung 26.1

Entspannen Sie nun den Mund, und zeigen Sie Ihrem Spiegel ein richtiges »Fotografenlächeln«. *Cheese!* heißt die Devise (Abb. 26.2).

Der Lächelmuskel wird seitwärts gezogen.

■ Sie sollten diese Übung mehrmals hintereinander machen!

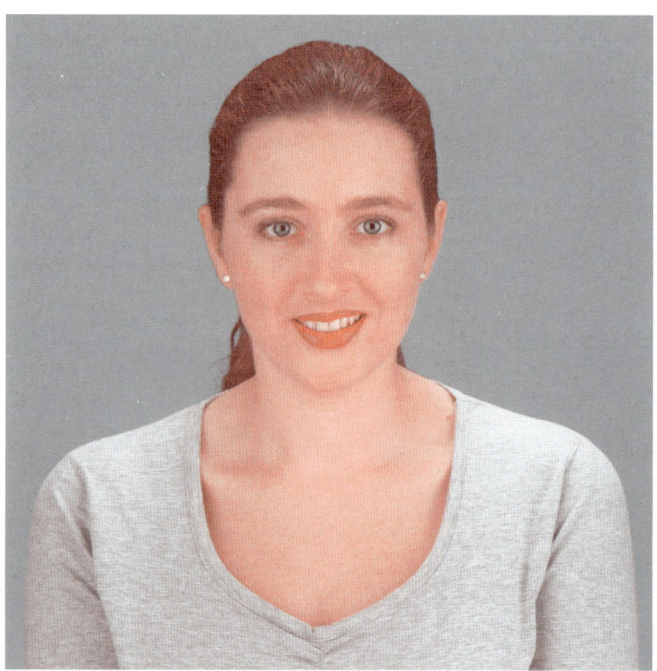

Abbildung 26.2

Übung Nr. 14: Vorbeugen gegen Oberlippenfältchen

Legen Sie beide Hände zum Fixieren leicht auf die Wangen, und drücken Sie etwas an. Der Mund, das heißt Lippen und Zähne, ist leicht geöffnet. Nun versuchen Sie, die Lippen zu schließen, ohne die Kiefer zu bewegen.

■ Wiederholen Sie diese Übung mindestens zehnmal!

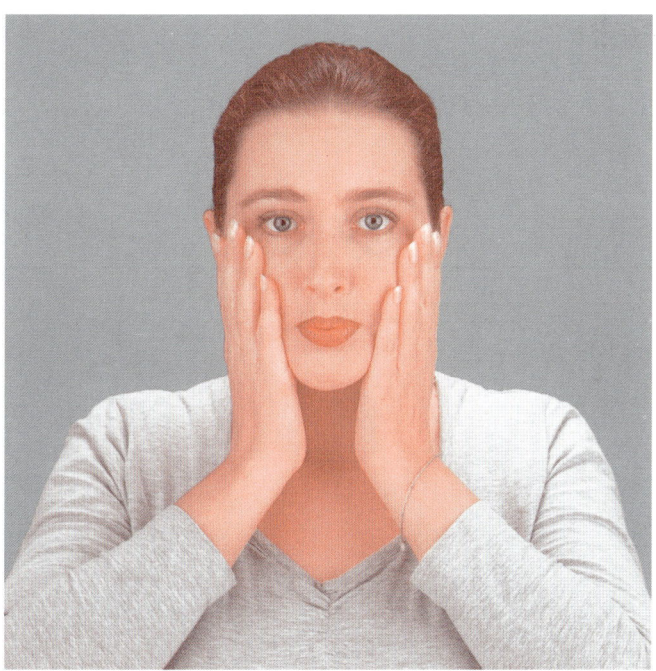

Abbildung 27

Übung Nr. 15: Kräftigung der Lippenpartie, gegen ein schlaffes Kinn

Legen Sie Zeige- und Mittelfinger der linken oder rechten Hand sanft auf das Kinngrübchen der Unterlippe. Schieben Sie nun die Unter- über die Oberlippe und streichen dabei mit den Fingern unter sanftem Druck langsam Richtung Kinnkante. Halten Sie diese Spannung circa zehn Sekunden.

■ Nach einer Pause wiederholen Sie die Übung insgesamt viermal.

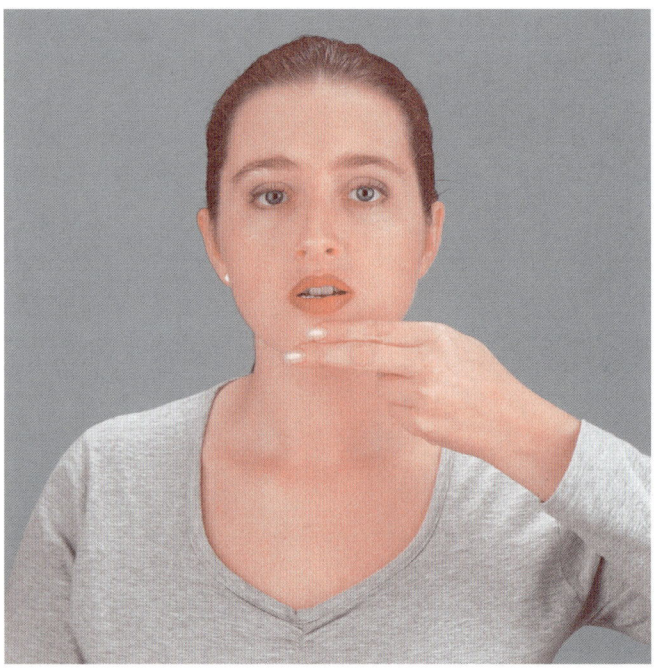

Abbildung 28

Übung Nr. 16: Zur Durchblutung der Lippen (blaue Lippen)

Öffnen Sie leicht den Mund. Wölben Sie nun die Lippen nach außen, und ziehen Sie sie dann ganz nach innen über die Zähne (Abb. 29.1).

■ Führen Sie diese Übung dreimal hintereinander aus.

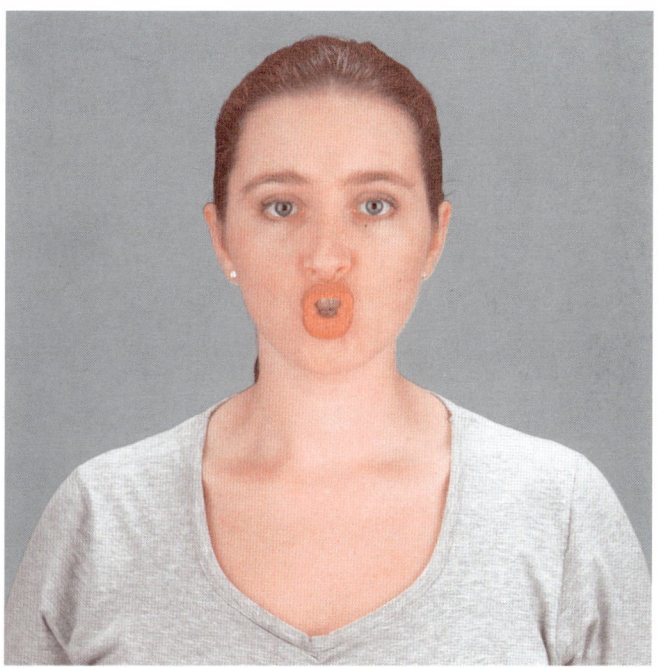

Abbildung 29.1

Beißen Sie nun die Zähne fest aufeinander, und versuchen Sie auch so, die Lippen nach außen zu wölben und nach innen zu ziehen. Die Zähne bleiben dabei geschlossen (Abb. 29.2).

■ Wiederholen Sie auch die zweite Übung dreimal hintereinander.

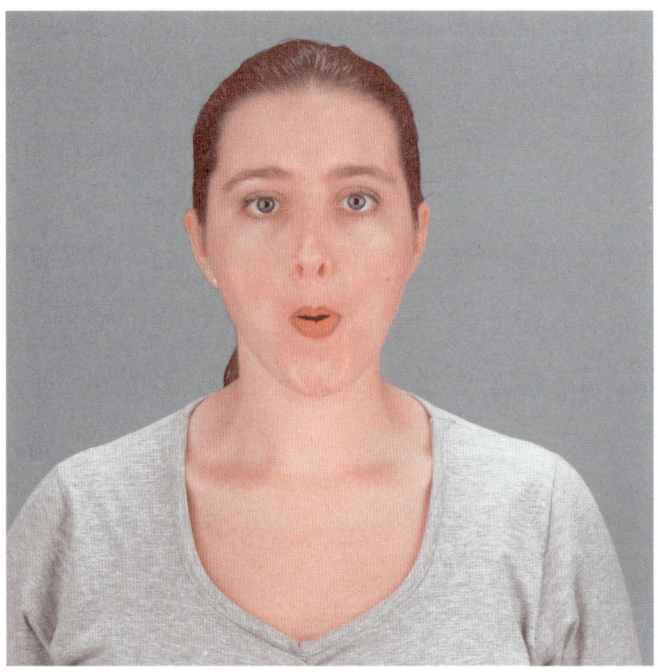

Abbildung 29.2

Übung Nr. 17: Gegen Mund- und Kinnfalten

Schließen Sie den Mund leicht, und lächeln Sie wie Mona Lisa. (Mundwinkel seitlich anheben, so einfach ist das!) Zwischendurch locker lassen, und dann wieder lächeln.

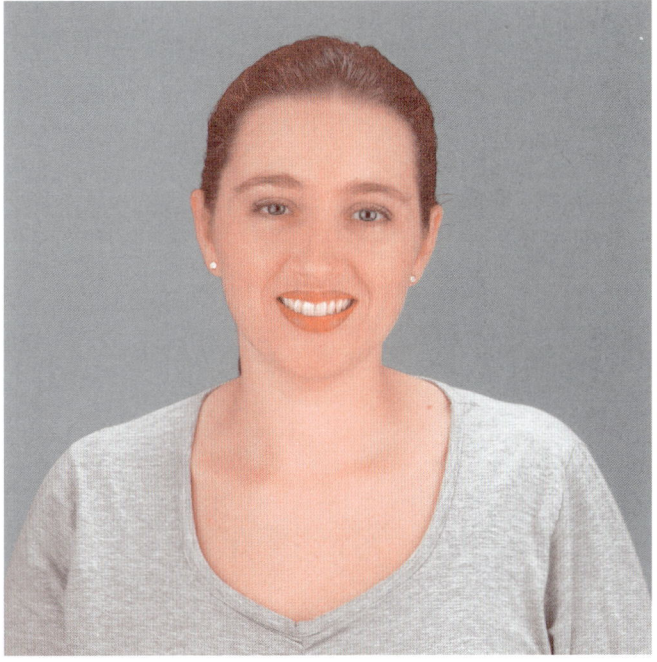

Abbildung 30

Übung Nr. 18: Bei abfallenden Mundwinkeln

Öffnen Sie den Mund etwas. Legen Sie die Zeigefinger auf die Mundwinkel, und ziehen Sie mit den Fingern den Mund etwas in die Breite. Gegen diesen Widerstand versuchen Sie nun, den Mund zu schließen.

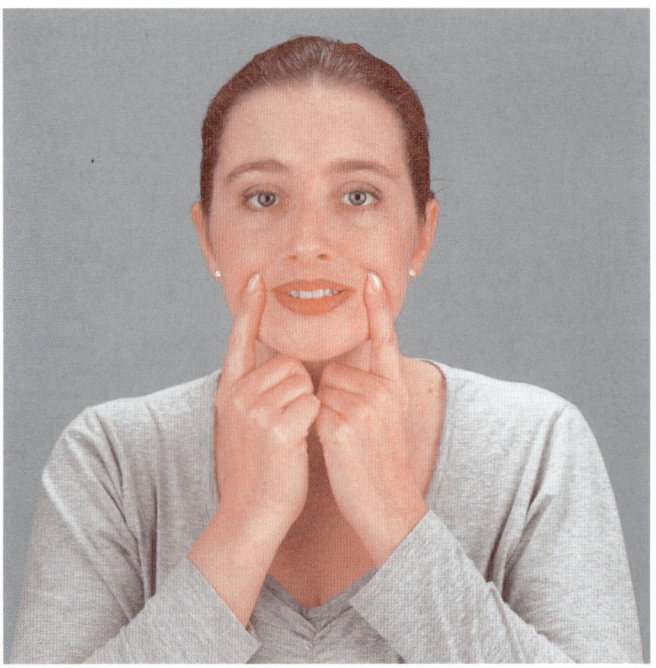

Abbildung 31

Übungen Nr. 19 und 20: Kräftigung der Mund- und Wangenmuskulatur – gegen Mundfältchen

Übung Nr. 19

Sprechen Sie die Buchstaben X und U mit geöffnetem Mund im Wechsel hintereinander, so schnell Sie können (Abb. 32.1).

■ Üben Sie dies circa 30 Sekunden lang.

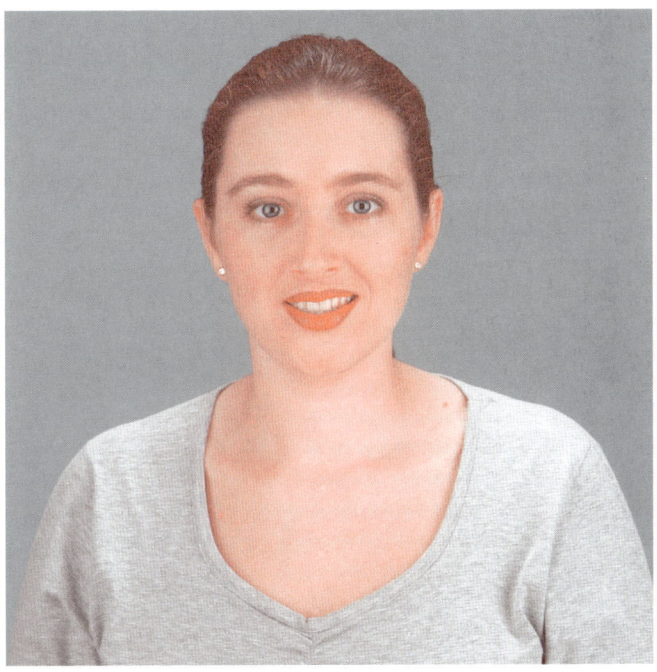

Abbildung 32.1

Übung Nr. 20

Sprechen Sie deutlich artikulierend und laut wie ein Schauspieler (übertreiben Sie ruhig!) alle Vokale: a, e, i, o, u (Abb. 32.2).

■ Wiederholen Sie dies fünfmal, und summen Sie zum Schluß mit geschlossenem Mund, solange wie Ihre Luft ausreicht, ein Mmm!

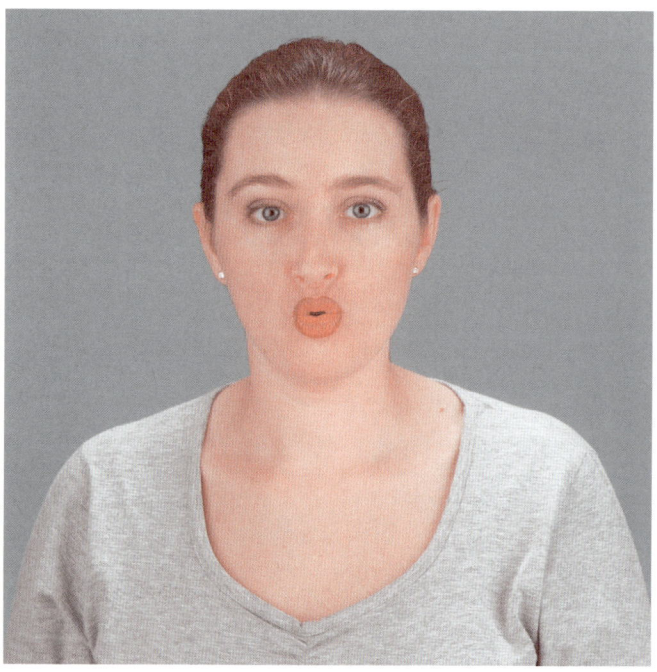

Abbildung 32.2

Wangen- und Kinnpartie

Übung Nr. 21: Hebung und Straffung der Wangen

Schließen Sie den Mund fest, und legen Sie die Finger flach und fest auf die Wangenrundungen. Gegen diesen Widerstand versuchen Sie nun, den Mund zu spitzen.

■ Führen Sie diese Übung mindestens zehnmal durch!

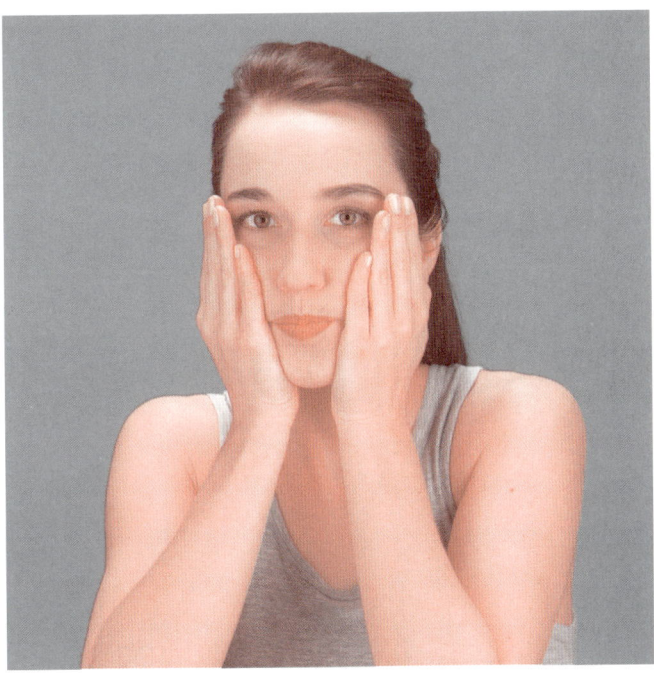

Abbildung 33

Übung Nr. 22: Gegen erschlaffende Wangen

Mit den Fingerspitzen beider Hände fixieren Sie die Wangenpartie ungefähr in Kieferhöhe (erspüren Sie die Zähne). Schieben Sie den Unterkiefer so weit wie möglich nach vorn. Dabei öffnen Sie den Mund.

■ Die Muskelanspannung muß deutlich spürbar werden.
■ Führen Sie diese Übung fünfmal durch.

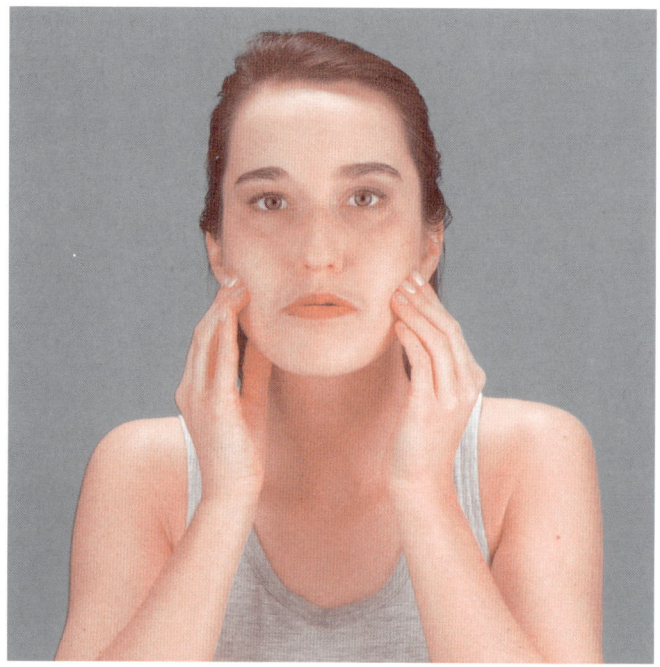

Abbildung 34

Übung Nr. 23: Gegen Wangenfalten

Ihr Mund ist leicht geöffnet, die Wangen sind stark aufgeblasen, und die Luft wird langsam ausgestoßen, solange es Ihnen möglich ist (Sie also unbedingt wieder Luft holen müssen).

■ Lassen Sie sich bei dieser Übung viel Zeit, und wiederholen Sie sie zweimal.

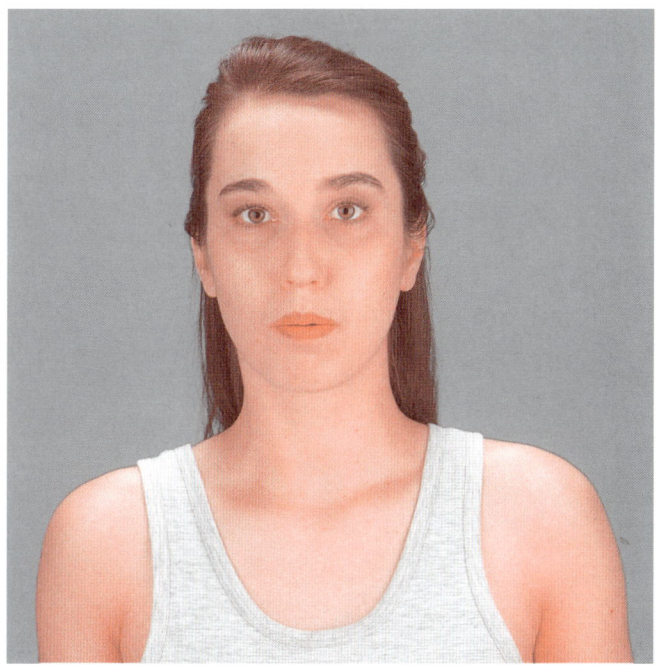

Abbildung 35

Übung Nr. 24: Gegen tiefe Nasolabialfalten (sogenannte Magenfalten)

Zeige- und Mittelfinger liegen am Ende der Nasolabialfalte neben der Nase. Die Finger spreizen die Falte kräftig auseinander. In dieser Position spannen Sie die gesamte Mundmuskulatur fest an.

- Halten Sie diese Spannung dreimal hintereinander jeweils zehn Sekunden lang.

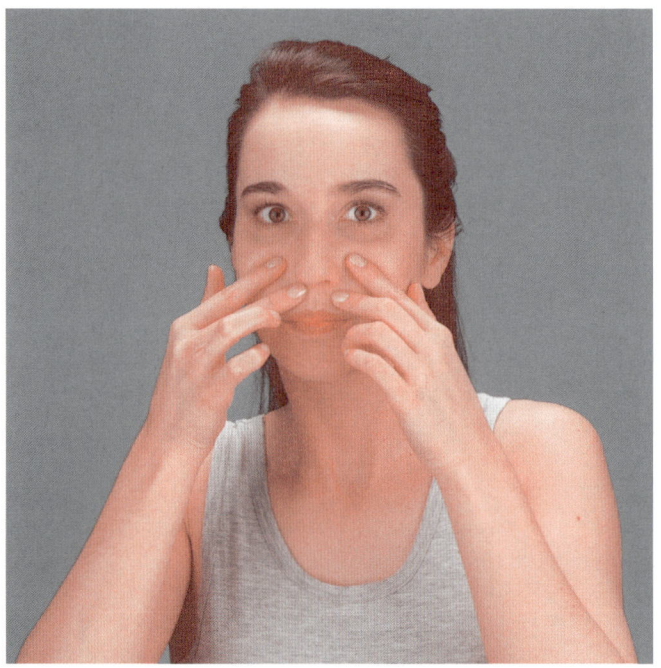

Abbildung 36

Übung Nr. 25: Gegen Nasolabialfalten

Beide Mittelfinger liegen mit kräftigem Druck in der Mulde neben den Nasenflügeln am Ende der Nasolabialfalte. Versuchen Sie nun, das Näschen wie ein Hase zu rümpfen, und arbeiten Sie mit dem Druck der Mittelfinger dagegen.

- Sie sollten die Muskelanspannung unter den Fingerkuppen deutlich spüren!
- Halten Sie die Spannung dreimal hintereinander für jeweils zehn Sekunden an.

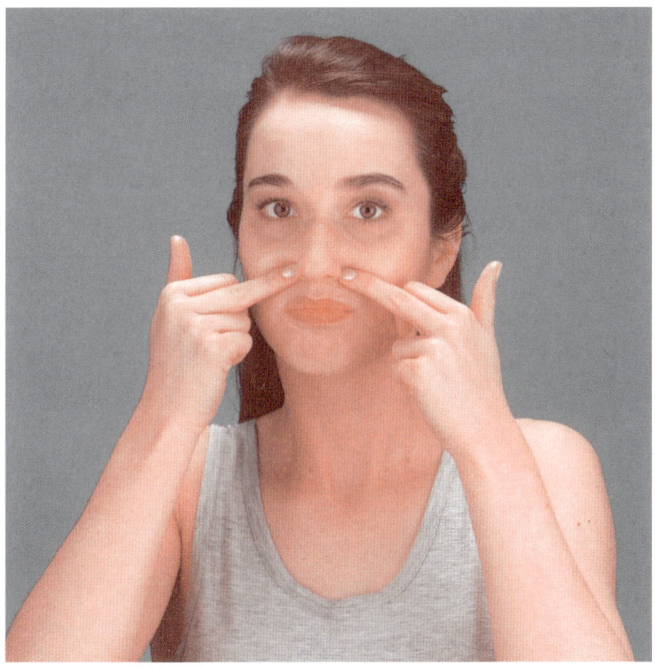

Abbildung 37

Doppelkinn und Halsfalten

Übungen Nr. 26 und 27:
Kräftigung des Doppelkinngewebes

Übung Nr. 26

Eine Hand liegt unter dem Kinn, um die An- und Entspannung zu fühlen. Ihr Mund ist leicht geöffnet. Die Zungenspitze drückt von innen kräftig gegen die obere Gaumenplatte. Diese Spannung für circa zehn Sekunden halten. Dann wird die Zunge kräftig gegen die unteren Schneidezähne gepreßt.

■ Wiederholen Sie diese Übung im Wechsel jeweils fünfmal! (Abb. 38)

Übung Nr. 27 (ohne Abb.)

Halten Sie den Kopf ganz gerade, und legen Sie eine Hand mit dem Handrücken nach oben unter das Kinn. Spannen Sie nun die Kinnmuskeln so an, daß Sie es in Ihren Fingern fühlen können. Diese Spannung halten Sie, während Sie den Kopf langsam in den Nacken legen. Dann zählen Sie bis sechs und richten den Kopf langsam wieder auf.

■ Entspannen Sie sich, und wiederholen Sie diese Übung noch zweimal.

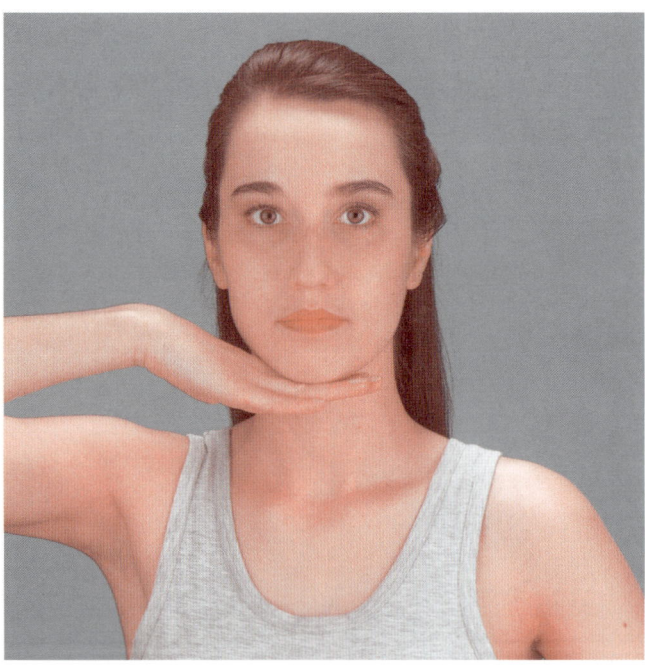

Abbildung 38

Übungen Nr. 28 und 29:
Vorbeugen und Bekämpfen des Doppelkinns

Übung Nr. 28

Schauen Sie ganz geradeaus, und öffnen Sie leicht den Mund. Mit der Rückseite der Finger streichen Sie die Unterseite des Kinns von der Kinnspitze Richtung Ohr kräftig aus.

■ Führen Sie diese Übung wechselseitig mindestens 20mal durch. (Abb. 39)

Übung Nr. 29 (ohne Abb.)

Legen Sie den Kopf locker in den Nacken. Blicken Sie nach oben. Schieben Sie die Unterlippe schmollend über die Oberlippe hinaus.

■ Zählen Sie bis sechs, und beginnen Sie dann die Übung von vorn, insgesamt viermal.

Die gleiche Übung führen Sie nun in derselben Art und Weise einmal mit nach rechts und einmal mit nach links gedrehtem Kopf aus (Anspannung der schrägen Halsmuskulatur).

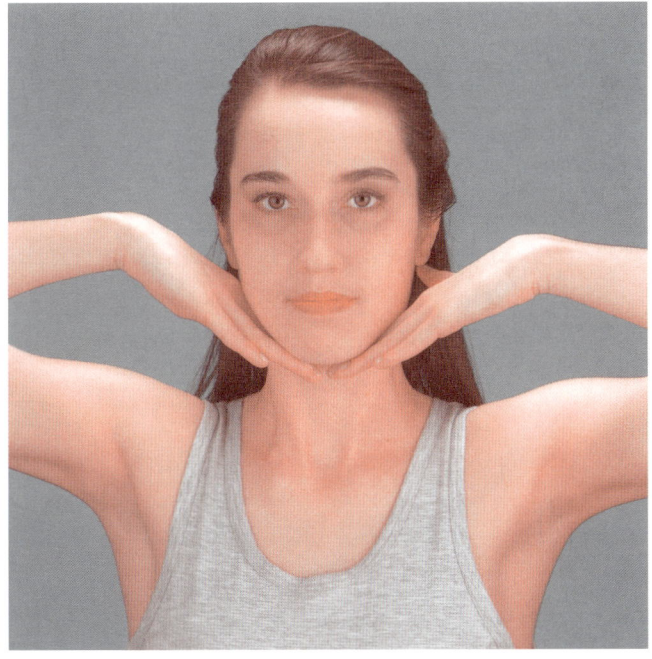

Abbildung 39

Übungen Nr. 30 und 31: Straffung der Halspartie

Übung Nr. 30

Machen Sie den Hals so lang wie möglich (der Scheitelpunkt zeigt Richtung Decke, die Augen schauen ganz gerade nach vorn). Versuchen Sie nun, das Kinn wie eine Schildkröte leicht nach vorn zu schieben, ohne das Kinn dabei zu heben oder zu senken (Abb. 40.1).

In dieser Position beißen Sie die Zähne fest aufeinander, so daß die Kaumuskulatur bis zu den Ohren und die gesamte Halsmuskulatur stark angespannt sind (Abb. 40.2).

■ Zählen Sie langsam bis zehn. Entspannen Sie sich, und wiederholen Sie dieselbe Übung noch mindestens zweimal.

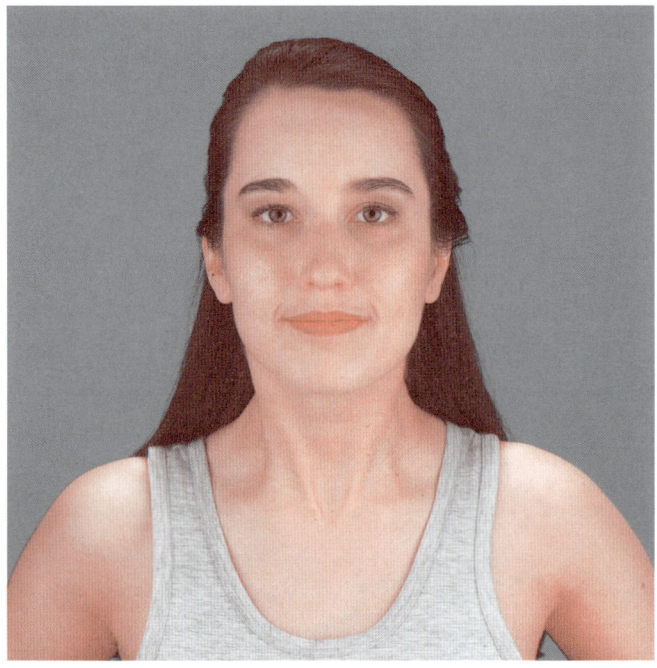

Abbildung 40.1

Übung Nr. 31 (ohne Abb.)

Beide Handinnenflächen seitlich am Hals auflegen. Gegen diesen sanften Druck die Halsmuskulatur anspannen, so daß die Hände die heraustretenden Sehnen deutlich spüren können.

■ Halten Sie diese Spannung so lange wie möglich an.

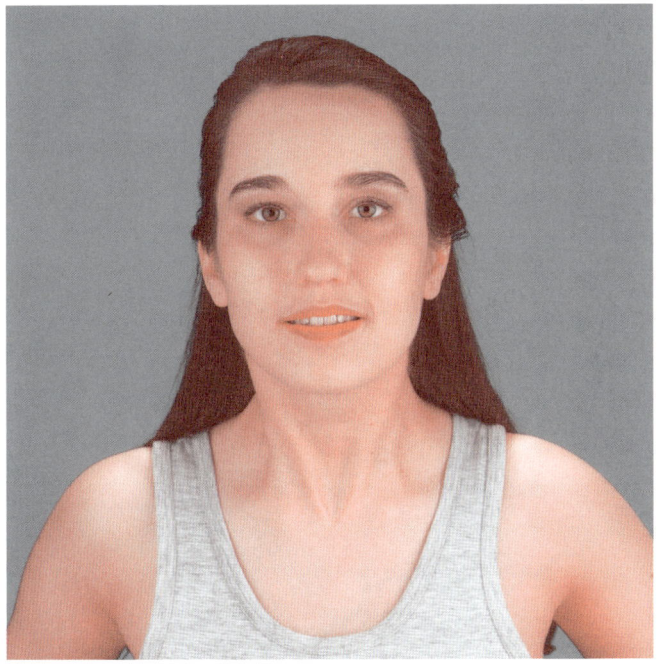

Abbildung 40.2

V. Ihr individuelles Übungsprogramm

Das müssen Sie dabei beachten

Sie haben sich nun mit allen Übungen schon etwas vertraut gemacht. Sie haben gelesen, worauf es ankommt und wie man die Übungen richtig durchführt. Nun können Sie daran gehen, sich Ihr erstes individuelles Übungsprogramm zusammenzustellen.

Ihr persönlicher Check vor dem Spiegel
– Welche Partien Ihres Gesichts haben eine Straffung nötig?
– Wo können Sie ein Nachlassen des Muskeltonus erahnen und wollen etwas dagegen tun?
– Bildet sich langsam eine Falte, die immer markanter wird?
– Gibt es eine Bewegung in Ihrem Gesichtsausdruck, Ihrer Mimik, die typisch für Sie ist? Wiederholen Sie diese oftmals am Tag (zum Beispiel: Augenbrauen hochziehen, Schmollmund oder Zusammenkneifen der Augen)?

Suchen Sie sich für die Gesichtspartie, bei der Sie eine Straffung erreichen wollen, oder gegen eine sich langsam verstärkt bildende Falte aus dem entsprechenden Kapitel *zwei* Übungen heraus. Wenn Sie vorbeugend arbeiten wollen beziehungsweise wenn Sie gegen einen Hauch von nachlassender Spannkraft angehen wollen, suchen Sie sich aus dem entsprechenden Kapitel *eine* Übung aus.

Nun schauen Sie sich nochmals die »vorbereitenden Lockerungsübungen« an und fügen Ihrem speziellen Übungsprogramm entweder alle oder nur eine (je nach Zeitaufwand) hinzu.

Ohne die »vorbereitenden Lockerungsübungen« sollte Ihr Programm circa fünf Übungen umfassen. Mindestens eine dieser fünf Übungen sollten Sie dem Kapitel der »Nervenpunktstimulierungen« entnehmen.

Falls Sie dies berücksichtigen, dauert Ihr tägliches Übungsprogramm nicht viel länger als fünf Minuten. Dies ist erwiesenermaßen eine Zeitspanne, die in jeden Tagessrhythmus gut einzuplanen ist, auch über einen längeren Zeitraum hinweg.

Nehmen Sie sich nicht zuviel auf einmal vor! Denken Sie an den Grundsatz: »Nicht ein einmaliger Wasserschwall, sondern steter Tropfen höhlt den Stein.«

Wechseln Sie alle paar Wochen mindestens eine Übung in Ihrem Programm gegen eine andere aus dem gleichen Kapitel aus. Dies hat den Vorteil, daß Ihnen Ihr Programm zwar vertraut, aber nicht langweilig wird. Außerdem spricht jede Übung, auch wenn sie für das gleiche Problem konzipiert ist, die Muskeln auf etwas andere Weise an. Das erhöht den Trainingseffekt.

Anhand einiger Beispiele können Sie im folgenden sehen, wie sich Ihr »persönliches Programm« zusammensetzen könnte.

Beispiel A

Maria Huber ist 25 Jahre alt. Sie hat die Angewohnheit, die Augen zusammenzukneifen, wenn sie sich auf etwas Besonderes konzentriert. Zwischen ihren Augenbrauen bildet sich deshalb allmählich eine steile Falte. Da sie ein sehr schmales Gesicht hat, ist die Neigung zur Vertiefung der Nasolabialfalte vorhanden. Sie hat einen sehr schönen, langen Hals und möchte vorbeugend gegen Doppelkinn und Halsfalten arbeiten.

Zusammenstellung:
2 Übungen gegen die Zornesfalte und senkrechte Stirnfalten
1 Übung gegen die Nasolabialfalte
1 Übung zur Bekämpfung des Doppelkinns und der Halsfalten
1 Übung aus dem Kapitel »Nervenpunktstimulierung«

Das tägliche Übungsprogramm für Frau Huber (25) könnte so aussehen:

1 Zu Beginn absolviert sie alle vorbereitenden Lockerungsübungen für den Nacken dreimal.
2 Übung Nr. 4/Abb. 17.1 und 17.2
   Bei senkrechten Stirnfalten und steilen Nasenwurzelfalten
3 Übung Nr. 12/Abb. 25
   Entspannen der Augen
4 Übung Nr. 25/Abb. 37
   Gegen Nasolabialfalten
5 Übung Nr. 30 und 31/Abb. 40.1 und 40.2
   Straffung der Halspartie
6 Übung A
   Nervenpunktstimulierung
   (Wirkungen:
   – Verbessert das Denkvermögen.
   – Beseitigt Stauungen der Nervenendpunkte in der Stirn, dadurch
   – bessere Durchblutung, mehr Sauerstoff und eine bessere
     Ernährung und Klärung der Gesichtshaut.)

Beispiel B

Anna Maier ist 41 Jahre alt. Ihre Haut ist fast noch jugendlich. Bei kritischer Betrachtung und besonders nach anstrengenden Tagen macht sich eine allgemein nachlassende Hautspannung bemerkbar. Zu ihren Lachfältchen um die Augen steht Frau Maier. Aber mehr werden sollen sie auch nicht unbedingt.

Zusammenstellung:
2 Übungen für die Augenpartie
1 Übung für die Stirnpartie
1 Übung für die Mundpartie
1 Übung gegen Doppelkinn und Halsfalten
1 Übung aus der Nervenpunktstimulierung

Das tägliche Übungsprogramm für Frau Maier (41) könnte so aussehen:

1 Aus den vorbereitenden Übungen macht Frau Maier nur die Übung zur Durchblutung der Kopfhaut.
2 Übung C
  Nervenpunktstimulierung
  (Wirkungen:
  – Hilft bei Verdauungsproblemen.
  – Verbessert den Spannungszustand der Haut, macht müde Haut »munter«.)
3 Übung Nr. 7/Abb. 20.1 und 20.2
  Stärkung der Augenringmuskulatur
4 Übung Nr. 8/Abb. Nr. 21
  Gegen Krähenfüße und Augenringe
5 Übung Nr. 13/Abb. 26.1 und 26.2
  Formung der Mundpartie
6 Übung Nr. 29/Seite 69
  Gegen Kinn- und Halsfalten

Beispiel C

Johanna Müller ist 65 Jahre alt. Sie fühlt sich vital und ist sehr aktiv. Trotz einiger Fältchen wirkt ihr Gesicht lebendig und jugendlich. Frau Müller ärgert sich nur über ihre Lippenfältchen. Sie möchte diese etwas lindern und ihr leichtes Doppelkinn bekämpfen.

Zusammensetzung:
2 Übungen gegen Lippenfältchen
1 Übung gegen Doppelkinn
1 Übung zur Stärkung der Augenringmuskulatur
1 Übung aus der Nervenbahnstimulierung

Das tägliche Übungsprogramm für Frau Müller (65) könnte so aussehen:

1 Frau Müller »turnt« alle vorbereitenden Lockerungsübungen, da sie ihr gut gegen Halsverspannungen helfen.
2 Übung Nr. 19 und Nr. 20/Abb. 32.1 und 32.2
   Kräftigung der Mund- und Wangenmuskulatur
3 Übung Nr. 14/Abb. 27
   Vorbeugen gegen Oberlippenfältchen
4 Übung Nr. 26/Abb. 38
   Kräftigung des Doppelkinngewebes
5 Übung Nr. 11/Abb. 24
   Kräftigung der Augenringmuskulatur
6 Übung G
   Nervenpunktstimulierung
   Diese Übung macht Frau Müller, so lange und so oft sie Lust hat.
   (Wirkung:
   – Stärkt die Gesichtsmuskulatur und durchblutet sie.
   – Zaubert kleine Knitter- und Müdigkeitsfältchen weg.)

Beispiel D

Brigitte Schmidt ist 29 Jahre alt. Sie ist sehr schlank und hat wenig Unterhautfettgewebe. Auch die Gesichtshaut ist wenig »gepolstert«. Erste Fältchen bekam sie schon sehr früh. Sie möchte gerne aktiv etwas gegen Faltenbildung tun.

Zusammensetzung:
1 Übung aus dem Kapitel Nervenpunktstimulierung
1 Übung für die Stirnpartie
2 Übungen für die Augenpartie
1 Übung gegen Lippenfältchen
1 Übung für die Wangenmuskulatur

Das tägliche Übungsprogramm für Frau Schmidt (29) könnte so aussehen:

1 Zur Lockerung absolviert sie die beiden Nackenlockerungsübungen.
2 Übung G/Abb. 7
   Nervenpunktstimulierung
   (Wirkung:
   – Stärkt die Gesichtsmuskulatur und durchblutet sie.
   – Zaubert kleine Knitter- und Müdigkeitsfältchen weg.)
3 Übung Nr. 1/Abb. 14
   Gegen Stirnfalten
4 Übung Nr. 5/Abb. 18
   Gegen schlaffe Oberlider
5 Übung Nr. 7/Abb. 20.1 und 20.2
   Stärkung der Augenringmuskulatur
6 Übung Nr. 14/Abb. 27
   Vorbeugen gegen Oberlippenfältchen

Beispiel E

Erika Bauer ist 35 Jahre alt. Sie hat durch eine Diät viel von ihrem Übergewicht verloren. Leider bemerkt man das auch in ihrem Gesicht. Vor allem die Wangen- und Halspartie sollen trainiert und wieder in Form gebracht werden.

Zusammensetzung:
2 Übungen für die Wangenpartie
2 Übungen für die Hals- und Doppelkinnpartie
2 Übungen aus dem Kapitel Nervenpunktstimulierung

Das tägliche Übungsprogramm für Frau Bauer (35) könnte so aussehen:

1 Zur Aufwärmung und Anregung macht sie die vorbereitende Übung zur Durchblutung der Kopfhaut.
2 Übung Nr. 21/Abb. 33
Hebung und Straffung der Wangen
3 Übung Nr. 22/Abb. 34
Gegen erschlaffende Wangen
4 Übung Nr. 26/Abb. 38
Kräftigung des Doppelkinngewebes
5 Übung Nr. 30/Abb. 40.1 und 40.2
Straffung der Halspartie
6 Übung D/Abb. 4
Nervenpunktstimulierung
(Wirkung:
 – Aktiviert die Enzyme der Bauchspeicheldrüse.
 – Unterstützt den Stoffwechsel.
 – Macht eine schöne, klare Haut.)
7 Übung E/Abb. 5
Nervenpunktstimulierung
(Wirkung:
 – Stärkt die Funktion der Atemwege.
 – Erhöht die Sauerstoffversorgung.
 – Macht einen rosigen, frischen Teint.)

Beispiel F

Frau Berta Fischer ist 54 Jahre alt. Ihr liegt sehr viel daran, noch lange so auszusehen wie jetzt. Sie möchte gerne mehr dafür tun, als »nur« cremen und pflegen.

Zusammensetzung:
1 Übung für die Stirnpartie
1 Übung für die Augenpartie
1 Übung für die Mundpartie
1 Übung gegen die Nasolabialfalte
1 Übung aus der Nervenbahnstimulierung

Das tägliche Übungsprogramm für Frau Fischer (54) könnte so aussehen:

1 Sie macht alle vorbereitenden Lockerungsübungen.
2 Übung Nr. 3/Abb. 16
  Gegen waagrechte Stirnfalten
3 Übung Nr. 8/Abb. 21
  Gegen Krähenfüße und Augenringe
4 Übung Nr. 13/Abb. 26.1 und 26.2
  Formung der Mundpartie
5 Übung Nr. 25/Abb. 37
  Gegen Nasolabialfalten
6 Übung C/Abb. 3
  Nervenpunktstimulierung
  (Wirkungen:
  – Hilft bei Verdauungsproblemen.
  – Verbessert den Spannungszustand der Haut, macht müde Haut »munter«.)

VI. Ein Kapitel für Ihr Wohlbefinden

Dieses Buch möchte Sie in Ihrem Bestreben unterstützen, Ihr äußeres Erscheinungsbild attraktiv und vital zu erhalten. Gesichtsgymnastik bewahrt Ihre Gesichtsmuskulatur vor dem Erschlaffen, die Massage der Gesichtsmeridiane stimuliert die körpereigene Energie. Ihre *Sinne* dagegen, und damit Ihr Wohlbefinden, können Sie mit »Düften« beeinflussen.

Ganzheitskosmetik steht als Begriff für Pflege von Körper, Geist und Seele. Verwöhnen Sie Ihre Sinne ab und zu mit einer zarten Gesichtsmassage. Benutzen Sie dafür ein speziell auf Ihre Bedürfnisse abgestimmtes Duftöl. Sie können gut ein paar Griffe aus dem Kapitel »Nervenpunktstimulation« in diese Massage einbauen.

Welche Wirkung spezielle Düfte haben und wie man sie am besten anwendet, können Sie den anschließenden Tips entnehmen. Dies soll kein Crash-Kurs in Aromatherapie werden. Die Anwendungen sind alle einfach durchzuführen. Alle Vorschläge drehen sich um ihre Haut (Gesicht und Körper) und Ihr Wohlbefinden.

Verwöhnen Sie sich mit einem individuellen Massageöl

Ätherische Öle wirken über unseren Geruchssinn und unsere Haut (das Aufnahmeorgan) ganz subtil auf unsere Psyche und sind deshalb ein kostbares Geschenk der Natur. Sie sind ganz besonders wertvoll für unsere innere und äußere Schönheit und schenken uns ein wirklich strahlendes Aussehen. Für eine Gesichtsmassage oder eine Körpermassage empfiehlt sich als Basisöl Jojobaöl und/oder Mandelöl. Jojobaöl ist eigentlich ein flüssiges Wachs und wird daher nicht ranzig. Gemischt mit Mandelöl wirkt es leicht konservierend und ist als Basisöl gut verwendbar.

Achten Sie beim Kauf der ätherischen Öle auf die Qualität. Auf dem Etikett muß angegeben sein: »100 Prozent reines ätherisches Öl«. Naturidentische Öle sind chemisch (»künstlich«) hergestellt und haben nicht dieselben Wirkungen. Ätherische Öle erhalten Sie in Apotheken, Reformhäusern und gut sortierten Kaufhäusern.

Herstellung der Massageöle und deren Wirkungen

Anwendung: Tragen Sie ein paar Tropfen des Gesichtsmassageöles auf die Haut auf, und massieren Sie Ihr Gesicht mit sanftem Kreisen und Streichen. Suchen Sie sich zwei bis drei passende Übungen aus dem Kapitel »Nervenpunktstimulierung« heraus, und verweilen Sie während der Massage auf den Nervenpunkten, wie es in der entsprechenden Übung angegeben ist.

1 Gesichtsmassageöle – bezogen auf 25 ml Basisöl

(Tr. = Tropfen)

- Fette Haut: 3 Tr. Geraniumöl, 3 Tr. Lavendelöl, 3 Tr. Zitronenöl, 1 Tr. Bergamotteöl.
- Empfindliche Haut: 3 Tr. Honigöl, 3 Tr. Rosenöl, 3 Tr. Kamillenöl, 1 Tr. Geraniumöl.
- Trockene Haut: 4 Tr. Geraniumöl, 3 Tr. Honigöl, 3 Tr. Jasminöl.
- Faltige, reife Haut: 4 Tr. Sandelholzöl, 4 Tr. Geraniumöl, 2 Tr. Jasminöl.
- Entzündete Haut: 3 Tr. Kamillenöl, 3 Tr. Geraniumöl, 2 Tr. Rosenöl, 2 Tr. Neroliöl (Orangenblütenöl).
- Couperose (erweiterte Äderchen): 6 Tr. Sandelholzöl, 2 Tr. Weihrauchöl, 2 Tr. Scharfgarbenöl.

2 Körpermassageöle – bezogen auf 50 ml Basisöl

Anwendung: Nach einer Dusche reiben Sie Ihren Körper mit Ihrem Lieblings-Massageöl ein und massieren dann kreisend immer in Richtung des Herzens. Besonders angenehm ist es, wenn das Ihr Partner für Sie macht und Sie sich während der Massage ganz entspannen können! Vorsicht! Nur sanft streichen und kneten – das Ganze soll nicht in eine medizinische Massage ausarten!

- »1001 Nacht«: 10 Tr. Sandelholzöl, 10 Tr. Patchuliöl, 5 Tr. Vanilleöl.
- »Sommerbrise«: 10 Tr. Lemongrasöl, 10 Tr. Orangenöl, 5 Tr. Limettenöl.
- »Trauminsel«: 10 Tr. Ylang-Ylangöl, 10 Tr. Rosenöl, 5 Tr. Vanilleöl.
- »Waldspaziergang«: 10 Tr. Sandelholzöl, 10 Tr. Zedernholzöl, 5 Tr. Zirbelkieferöl.

3 Badeöle – die Wonne in der Wanne

Ätherische Öle in der Badewanne verwendet haben ihre ganz besonderen Reize:

– Die Wirkungen der ätherischen Öle werden im warmen Wasser um ein Vielfaches erhöht.
– Das wohlig warme Wasser entspannt uns, läßt uns locker werden, und unsere Haut kann die Wirkstoffe der Öle besser aufnehmen.
– Die ätherischen Öle entfalten in der Wärme ihren wunderschönen Duft und erfreuen Nase und Gemüt.

Anwendung: Für ein Vollbad genügen circa 10 Eßlöffel (EL). Sie können die ätherischen Öle einfach in einem halben Becher süßer Sahne auflösen und dann als Bad genießen. Vor einem Bad empfiehlt sich ein Körperpeeling, wie es bei der Gesichtspflege beschrieben ist!

■ Ein »Muntermacher«, wenn's ein langer Abend werden soll: 10 Tr. Rosmarinöl, 10 Tr. Zitronenöl, 5 Tr. Muskatellersalbei.
■ Ein »Entspannungsbad«, wenn Sie einen langen Tag hinter sich haben: 10 Tr. Lavendelöl, 10 Tr. Rosenholzöl, 5 Tr. Ylang-Ylangöl, und dann ab ins Bett!
■ Massage- und Badeöl gegen Cellulite:
10 Tr. Zitronenöl, 5 Tr. Wacholderöl, 5 Tr. Zypressenöl, 5 Tr. Grapefruitöl.
■ »Rosenverwöhnbad«: 50 g Rosenblütenblätter, 20 g Pfefferminzblätter, 1 Teelöffel (TL) Bienenhonig und 3 Tr. Rosenöl.
Und so wird´s gemacht: Die Pflanzenteile in ein Baumwollsäckchen oder einen Papier-Teebeutel geben. Übergießen Sie das Säckchen mit kochendem Wasser in einer großen Tasse, und lassen Sie das Ganze circa 30 Minuten ziehen. Mischen Sie den Honig und das Rosenöl dazu, und geben Sie den Aufguß ins Badewasser. Lassen Sie das Säckchen einfach im Wasser schwimmen, und drücken Sie es von Zeit zu Zeit immer wieder aus. Dieses Bad verwöhnt alle Sinne. Es ist ein richtiges Sonntagsbad und ebenso geeignet als »Belohnung« oder als »Trostpflaster«.

Warnhinweis: Falls Sie Allergikerin sind, sollten Sie mit ätherischen Ölen vorsichtig sein. Sie können Hautreaktionen hervorrufen.

Gesichtspflege allgemein

Außer den Gesichtsölen gibt es noch sehr effektvolle Gesichtsmasken und Packungen, die leicht herzustellen sind und eine schöne, streichelzarte Haut machen. Vor einer Gesichtspackung ist ein Peeling besonders sinnvoll. Es reinigt die Haut porentief und läßt sie die nachfolgenden Wirk- und Nährstoffe besser aufnehmen. Das gilt in gleichem Maße für die Körperpflege (vor Bädern oder Massagen).

Peelings

Gesichtspeeling

Mischen sie für ein Peeling circa 1 EL feines Meersalz mit circa 1 TL Pflanzenöl (beispielsweise Mandelöl). Tragen Sie das Peeling auf das Gesicht auf, und rubbeln Sie mit feuchten Händen etwa zwei bis drei Minuten die Gesichtshaut, Hals und Decolleté gut damit ab. Nehmen Sie das Peeling mit viel warmem Wasser ab, und tupfen Sie Ihre Haut trocken. Vergessen Sie bitte bei jeder Gesichtsbehandlung nie den Hals und Ihre Decolleté! Das gilt auch für Packungen!

Körperpeeling

Für ein Körperpeeling verwenden Sie 2 Tassen Meersalz und 1 Tasse Mandelöl. Am besten machen Sie das Peeling von Kopf bis Fuß beim Duschen.

Gesichts-Pflegepackungen

Heilerdepackung gegen Akne

Verrühren Sie 3 EL Heilerde mit destilliertem Wasser zu einem dünnen Brei. Fügen Sie jeweils einen Tropfen folgender Öle hinzu: Bergamotte-, Kamillen-, Lavendel- und Thymianöl. Lassen Sie die Packung so lange einwirken, bis sie sich trocken anfühlt. Mit viel warmem Wasser abwaschen. Für die tägliche Pflege von unreiner Haut geben Sie 1 bis 2 Tr. Bergamotteöl mit 1 TL Meersalz oder Süßmilch-Molkepulver ins Waschwasser (morgens und abends).

Quarkpackung für trockene Haut

Mischen Sie 50 g Speisequark (20% Fettgehalt) mit 1 Eigelb (beides zimmerwarm), und geben Sie 3 Tr. Geranium- und 2 Tr. Kamillenöl hinzu. Lassen Sie die Packung circa 10 bis 15 Minuten einwirken, und nehmen Sie sie danach mit viel warmem Wasser ab.

Gesichtspackung bei reifer Haut

Mischen Sie 2 EL Heilerde mit 1 EL Avocadoöl, 2 EL Mineralwasser, 2 Tr. Sandelholz-, 1 Tr. Geranium- und 1 Tr. Weihrauchöl. Lassen Sie die Packung etwa 10 bis 15 Minuten einwirken, und waschen Sie sie mit reichlich warmem Wasser ab.

Nährpackung für normale Haut

Mischen Sie 2 EL Pfirsichkernöl tropfenweise mit 1 Eigelb (beides zimmerwarm,) so daß eine Mayonnaise entsteht. Dazu geben Sie 2 Tr. Rosenholz- und 2 Tr. Zitronenöl. Einwirkzeit circa 10 bis 15 Minuten. Dann mit reichlich warmem Wasser abnehmen.

Weizenkeim-Eiercremepackung bei müder Haut

Mischen sie aus 2 EL Weizenkeimöl und 1 Eigelb (beides zimmerwarm) eine schöne Mayonnaise (siehe oben), und geben Sie 1 TL reinen Bienenhonig und 2 Tr. Mandarinenöl dazu. Einwirkzeit etwa 30 Minuten. Dann mit reichlich warmem Wasser abnehmen. Diese Packung kräftigt die Haut und das Gewebe und verleiht ihr neue Spannkraft.

Der »Extratip«

Rote Lippen soll man küssen... – aber noch viel mehr Spaß macht's, wenn die Lippen auch noch lecker schmecken! Stellen Sie sich einfach Ihren eigenen Lippenbalsam her. Erwärmen Sie im Wasserbad bei circa 70 Grad Celsius 50 ml Mandelöl, 10 g Bienenwachs und 5 g Kakaobutter, bis alles geschmolzen ist. Füllen Sie die Flüssigkeit dann in einen Tiegel, und lassen Sie den Balsam etwas abkühlen (etwa auf Körpertemperatur). Danach fügen Sie etwa 10 Tr. ätherische Öle dazu, zum Beispiel Vanille-, Orangen-, Zimt-, Mandarinen-, Zitronen-, Pfefferminz- oder Honigöl. Sie können 10 Tr. eines Öles verwenden oder auch eine gewagte Mischung ausprobieren. Dieser Lippenbalsam ist auch ein tolles Geschenk für kleine »Leckermäuler«. Aber passen Sie gut auf, daß Ihre Kinder nicht gleich alles aufessen! Bienenwachs und Kakaobutter erhalten Sie in der Apotheke.

Noch ein wichtiger Tip:

Mischen Sie 50 ml Mandelöl mit circa 15 Tr. Lavendelöl, und pflegen Sie täglich Ihre Brustwarzen mit diesem Öl. Die tägliche Verwendung dieses Öles verringert das Krebsrisiko ganz erheblich!

Gesichtswasser

Kreieren Sie Ihr eigenes Gesichtswasser, indem Sie einfach 100 ml destilliertes Wasser mit ätherischen Ölen mischen. Da sich die Öle immer wieder vom Wasser absetzen, ist es wichtig, das Gesichtswasser vor Gebrauch stets gut zu schütteln.

- Fette Haut: 3 Tr. Bergamotteöl, 1 Tr. Zitronenöl.
- Normale Haut: 2 Tr. Geraniumöl, 2 Tr. Rosenholzöl.
- Trockene Haut: 2 Tr. Ylang-Ylangöl, 2 Tr. Rosenöl.
- Reife Haut: 2 Tr. Orangenöl, 2 Tr. Neroliöl.
- Aknehaut: 2 Tr. Bergamotteöl, 2 Tr. Cajeputöl.

Schönheitspflege mit Hand und Fuß

Was man dem Gesicht an Streß und Jahren nicht unbedingt ansieht, kommt spätestens bei den Händen ans Tageslicht. Deshalb ist die Handpflege mindestens ebenso gefragt wie die Pflege des Gesichts. Auch hier hilft uns die Natur ein gutes Stück weiter. Sie können auf einfache Weise eine sehr pflegende Handcreme selbst herstellen.

Rezept für Handcreme

Erwärmen Sie im Wasserbad bei circa 70 Grad Celsius 50ml Jojobaöl, 10 g Bienenwachs und 5 g Kakaobutter, bis alles geschmolzen ist. Füllen Sie das Ganze in einen Tiegel, lassen Sie die Creme noch ein wenig abkühlen, und rühren Sie die ätherischen Öle dazu.

- Für strapazierte Hände: Je 10 Tr. Lavendel- und Rosenholzöl mit 5 Tr. Zitronenöl.
- Für entzündete Hände: 15 Tr. Rosenholz- und 10 Tr. Kamillenöl.
- Für aufgesprungene Hände: Je 10 Tr. Myrrhen- und Sandelholzöl mit 5 Tr. Benzoeöl.
- Bei kleinen Hautverletzungen (zum Beispiel eingerissene Nagelhaut): 15 Tr. Sandelholz- und 10 Tr. Lavendelöl.

Wenn Sie Ihren Händen eine ganz besonders schöne und intensive Pflege zukommen lassen möchten, machen Sie zuerst ein »Handpeeling« und danach eine Handpackung. Für das Peeling geben Sie circa 2 TL Meersalz in die feuchten Hände, und rubbeln Sie damit etwa 3 bis 5 Minuten die Hände gründlich ab. Danach waschen Sie das Salz mit viel warmem Wasser ab.

Handpackung

Nach diesem Peeling tragen Sie ganz dick Ihre Handcreme auf und umwickeln Ihre Hände mit Plastikfolie (zu zweit geht das übrigens wesentlich leichter!). Anschließend wickeln Sie ein warmes Handtuch um die Hände und lassen die Creme etwa 30 Minuten einwirken. Falls nach der Einwirkzeit noch Reste der Creme auf der Haut sind, nehmen Sie diese einfach mit einem Papiertuch ab.

Diese Packung schenkt Ihnen eine wunderschöne Haut und macht unsere Hände fit für die täglichen »Handarbeiten«.

Fußpflege

»Unser Herz weist uns den Weg – doch unsere Füße tragen uns auf ihm ...« (indianisches Sprichwort). Schon allein deshalb sollten wir unseren Füßen, die uns durch unser ganzes Leben tragen, eine besonders liebevolle Zuwendung schenken. Die einfachste Art, sie zu hegen und zu pflegen, ist ein schönes Fußbad. Auch hier gibt es einige schnelle Rezepte.

Fußbäder

Für ein Fußbad nehmen Sie eine große Schüssel warmes Wasser und mischen einfach die ätherischen Öle in einen EL Honig. Den Honig lösen Sie in warmem Wasser auf – und fertig ist Ihr Pflegebad! Diese Fußbäder können Sie sich übrigens täglich gönnen, da sie Ihrer Haut in keiner Weise schaden.

- Gegen Fußschweiß: 6 Tr. Salbei- und 3 Tr. Wacholderholzöl.
- Gegen kalte Füße: 4 Tr. Rosmarin-, 2 Tr. Zypressen- und 2 Tr. Kampferöl.
- Gegen Fußpilz: 4 Tr. Thymian- und je 2 Tr. Eukalyptus- und Teebaumöl.
- Gegen rissige Füße: 4 Tr. Lavendel- und 4 Tr. Myrrhenöl.
- Bei rheumatischen Beschwerden: 4 Tr. Wacholderholz- und je 2 Tr. Zypressen- und Thujaöl.
- Gegen Hühneraugen: 5 Tr. Fenchel- und 3 Tr. Zitronenöl.

Weitere Anwendungen

Wenn Sie unter Warzen oder Hühneraugen leiden, dann geben Sie mehrmals täglich (zwei Monate lang) Zitronen- oder Thujaöl auf die betroffenen Stellen.

Zur besonderen Pflege Ihrer Füße stellen Sie einen Fußbalsam her. Dazu verwenden Sie einfach das Rezept wie für die Handcreme und mischen die oben genannten ätherischen Öle nach Ihren Bedürfnissen dazu. Für diesen Fußbalsam verwenden Sie etwa 25 Tr. ätherisches Öl.

Haarpflege

Unser Haar krönt unser Haupt. Haarpflege muß aber weder besonders teuer noch aufwendig sein. Gesundes Haar sieht in jeder Lebenslage schön aus. Durch chemische Behandlungen wird unser Haar aber in seiner Struktur geschädigt und bedarf deshalb besonderer Pflege.

Allerdings sollten wir uns fragen, ob es sinnvoll ist, auf chemisch geschädigtes Haar wiederum mit »chemischen Keulen« zu reagieren. Ersparen Sie sich, Ihrem Haar und Ihrem Geldbeutel teure »Wunderweichspüler«, und wählen sie eine natürliche Haarpflege, die auch hält, was sie verspricht.

Shampoo-Rezept

Die einfachste Weise, unsere Haare zu verwöhnen, ist, sie mit einem schön duftenden und mild wirkenden Shampoo zu waschen. Besorgen Sie sich dazu ein duftneutrales und alkalifreies Shampoo im Reformhaus oder Naturkosmetikladen. Mischen Sie ätherische Öle dazu – und fertig ist Ihr individuelles Haarwaschmittel. Auf eine Menge von 100 ml geben Sie etwa 15 Tr. ätherisches Öl. Bitte achten Sie darauf, daß das ätherische Öl gut mit dem Shampoo vermischt wird – am besten verrühren.

Folgende ätherische Öle sind besonders zur Haarpflege zu empfehlen. Wählen Sie ein Öl – je nach Haartyp – aus, oder kreieren Sie – je nach Geschmack – Ihre eigene Mischung:

- Kräftigend und aufbauend für »gestreßtes« Haar:
  Zedernholz-, Kamillen-, Muskatellersalbei-, Rosenholz-, Rosmarin-, Salbei-, Sandelholz-, Wacholderholz-, Zitronen- und Zypressenöl.
- Gegen fettes Haar: Bergamotte-, Zedernholz-, Lavendel-, Grapefruit-, Salbei-, Wacholderholz-, Zirbelkiefern-, Zitronen- und Zypressenöl.
- Gegen trockenes Haar: Geranium-, Honig-, Melissen-, Rosenholz- und Ylang-Ylangöl.
- Gegen Spliß: Geranium-, Jasmin-, Rosenholz-, Sandelholz- und Ylang-Ylangöl.
- Gegen Schuppen: Eukalyptus-, Rosmarin-, Sandelholz-, Wacholderholz- und Zypressenöl.
- Gegen Haarausfall: Zedernholz-, Rosmarin-, Salbei-, Teebaum- und Wacholderholzöl.

Haarwasser

Die oben aufgeführten Essenzen können Sie auch zur Herstellung eines eigenen Haarwassers verwenden. Geben Sie dazu 100 ml destilliertes Wasser und 10 Tr. ätherisches Öl in eine Zerstäuberflasche. Suchen Sie sich nach Bedarf die passsenden ätherischen Öle für Ihren Haartyp aus. Vor Gebrauch muß dieses Haarwasser immer gut geschüttelt werden. Benutzen Sie Ihr Haarwasser einfach nach jeder Haarwäsche. Massieren Sie es sanft in die Kopfhaut ein. Die Wirkung zeigt sich bald durch gesunden Haarwuchs.

Haarpackung

Auch bei der Haarpflege gibt es eine Intensivpflege durch Haarpackungen. Es ist sehr einfach, eine Haarpackung frisch zuzubereiten. Mischen Sie 50 ml Jojobaöl und 1 Eigelb (beides zimmerwarm) zu einer schönen Mayonnaise (geben Sie hierzu das Öl tropfenweise zum Eigelb), und fügen Sie etwa 20 Tr. ätherisches Öl hinzu. Massieren Sie diese Packung gründlich in Kopfhaut und Haare ein, und bedecken Sie sie mit einer Plastikfolie. Über die Plastikfolie wickeln Sie ein warmes Handtuch. Dieser »Kopfverband« erzeugt einen leichten Wärmestau, der bewirkt, daß die Packung besser einziehen kann und sich die ätherischen Öle durch die Wärme besser entfalten.

Wählen Sie einfach ein oder mehrere ätherische Öle aus den oben genannten aus, und bereiten Sie sich daraus eine schöne Haarpackung. Nach einer Einwirkzeit von circa 1 bis 2 Stunden waschen Sie Ihr Haar mit einem milden Shampoo und entfernen so die Reste der Packung.

Es gibt natürlich auch hier »erprobte« Rezepte, die ich Ihnen nicht vorenthalten möchte:

- Für stark geschädigtes Haar: 8 Tr. Rosenholzöl mit je 4 Tr. Geranium-, Sandelholz- und Lavendelöl.
- Bei fettigem Haar: 10 Tr. Bergamotteöl mit je 5 Tr. Lavendel- und Zitronenöl.
- Gegen Schuppen: 10 Tr. Rosmarinöl mit je 5 Tr. Eukalyptus- und Birkenteeröl.
- Gegen Haarausfall: Je 10 Tr. Rosmarin- und Kamillenöl.
- Gegen Spliß: 10 Tr. Rosenholzöl mit je 5 Tr. Ylang-Ylang- und Sandelholzöl.

Haarfestiger

Ein ganz besonderes Hairstyling erzielen Sie mit einem Honigglanzfestiger. Er gibt dem Haar Fülle und Halt zugleich. Außerdem verleiht er Ihrem Haar einen wunderschönen Glanz und macht es leicht kämmbar. Mit diesem Festiger wird nach der Haarwäsche das handtuchfeuchte Haar nochmals gespült (lassen Sie die Mischung erst etwas abkühlen!).

Honigglanzfestiger:
1 TL Bienenhonig, 1/4 l heißes Wasser und ein Spritzer Obstessig. Diese Zutaten sind für halblanges Haar berechnet. Für kurzes oder langes Haar nehmen Sie entsprechend weniger oder mehr Wasser beziehungsweise Honig.

Wickeln sie ein Handtuch um Ihre Haare, und drücken Sie die Feuchtigkeit nur heraus. Durch Trockenrubbeln des Haares kann leicht Spliß entstehen, außerdem lassen sich die Haare schlechter durchkämmen. Nun können Sie Ihre Haare einlegen, föhnen oder ganz einfach an der Luft trocknen lassen. Keine Angst – es entsteht kein klebriger Film im Haar, da sich der Honig im heißen Wasser vollständig aufgelöst hat.

Übersicht der gebräuchlichsten Aromaöle

Basilikum: Klärt und erfrischt unser gestreßtes Gemüt nach einem Tag voll Hektik und Chaos.

Bergamotte: Wenn man sich müde und abgespannt fühlt. Die Seele wird richtig »durchgelüftet«.

Geranium: Bringt ein Gefühl von tiefer Zufriedenheit und Ausgeglichenheit in besonders schweren Zeiten.

Jasmin: Bringt innere und äußere Schönheit. Ein Bad mit Jasmin und Rosenöl ist wie ein Spaziergang durch einen Frühlingsgarten.

Kamille: Beruhigt die Nerven und bringt uns wieder »richtiges« Leben zurück.

Lavendel: Schenkt uns schöne Träume und einen tiefen Schlaf.

Mandarine: Wenn der Tag schwer im Magen liegt, ist Mandarinenöl genau das Richtige, um abzuschalten. Es bringt uns unserer Kindheit und Unbeschwertheit wieder näher.

Melisse: Verjagt trübe Gedanken und Sorgen und macht Platz für Träume.

Patchouli: Heißt uns willkommen und wärmt uns durch seinen schweren, erdigen Duft.

Rose: Läßt alle Wunden – innerliche wie äußerliche – sanft verheilen.

Rosenholz: Läßt unser Herz vor Freude hüpfen.

Rosmarin: Bringt uns körperlich und geistig nach einem anstrengenden Arbeitstag oder Sport wieder in Hochform.

Sandelholz: Hilft schwere Situationen und Notlagen zu meistern. Es ist ein Balsam für die verwundete Seele.

Ylang Ylang (Orchideenöl): Der Name ist arabisch und bedeutet »Die Blume der Blumen«! Es macht uns froh und gleichzeitig ruhig. Außerdem schenkt es eine tiefe Entspannung.

Zedernholz: Vermittelt uns ein Gefühl von tiefer Erdverbundenheit. Es wirkt auf die Seele wie ein langer Spaziergang im Wald. Wenn im Kopf Gedanken durcheinanderwirbeln, schenkt es uns Klarheit, Konzentration und den Blick fürs Wesentliche.

VII. Gesichtsgymastik *easy* und Ihre Persönlichkeit

»...bald siehst du Helenen in jedem Weibe«?

Faust müßte man heißen. Und einen gewissen Herrn Mephisto kennen. Der hatte nämlich für den uralten, schon immer existenten Menschheitstraum von ewigwährender Schönheit eine überzeugend-einfache Lösung in petto: Er schleppte seinen Vertragspartner Faust in eine Höhle, ließ ihm dort von einer Hexe eine ganz besondere Mixtur verabreichen und ihn anschließend wissen:

»Du siehst mit diesem Trank im Leibe
Bald Helenen in jedem Weibe.«

Wie viele ständig wiederkehrende Fragen, Überlegungen und Zweifel blieben Ihnen erspart, könnten Sie in der Drogerie an der nächsten Ecke jederzeit ein solches Zaubertröpfchen erwerben! Immerhin: Mit Gesichtsgymastik *easy* haben Sie ein durchaus wirksames Mittel in Händen, für das Sie – ganz im Gegensatz zu Herrn Dr. Faust – nicht einmal Ihre Seele verkaufen müssen, es genügt schon ein bißchen Selbstdisziplin und ein wenig Ausdauer, um zu ganz erstaunlichen Ergebnissen zu kommen.

Aber selbst wenn Sie immer noch leise Zweifel hegen sollten, so möchte ich Ihnen trotzdem ans Herz legen, doch noch ein wenig weiterzulesen. Da gibt es nämlich zwei gewichtige Argumente, die Ihnen Mut machen und die beweisen sollen, daß Sie nicht von irgendwelchen Zaubertränken zu träumen brauchen: Gesichtsgymastik *easy* will Ihnen noch einen ganz anderen, wichtigen Weg zeigen.

Persönlichkeit oder abstraktes Schönheitsideal?

Zum einen: Herr Goethe wäre nicht Herr Goethe gewesen, wenn er hinter seinem simplen Zweizeiler nicht eine tiefere Wahrheit versteckt hätte. Wenn Sie ein wenig genauer über die Wirkung des Zaubertrankes nachdenken, wird Ihnen klar: Herr Dr. Faust wird ab sofort in *jeder* Frau sein von ihm vergöttertes Abbild sehen. Es wird also auch völlig egal sein, welches weibliche Wesen ihm zuerst über den Weg läuft, er wird sie, salopp formuliert, sofort »anmachen«, wie auch immer sie in Wirklichkeit aussehen mag.

Anders gesprochen: Jeden Zaubertrank, der Sie zu einer x-beliebigen Durchschnittsschönheit, die mit jeder anderen Frau ausgetauscht werden kann, hochstilisiert, sollten Sie tunlichst in den Ausguß kippen. Denn das haben Sie garantiert nicht nötig: daß Ihre ganz persönliche Erscheinung abziehbildchenartig auf ein vorgegebenes Durchschnittsideal aufgelegt, verglichen und dann für tauglich oder nicht tauglich befunden wird.

Es geht ganz allein um Sie und Ihre einmalige, unverwechselbare Persönlichkeit, von der Ihr Gegenüber angetan sein soll und nicht um eine Wunschvorstellung der anderen – die sowieso bei jedem Menschen anders aussieht. Zuallererst und ganz besonders gilt das natürlich für Ihr Gesicht. Wie eingangs bereits festgehalten, ist unzählige Male wissenschaftlich belegt worden, daß dieser Körperteil nach wie vor derjenige ist, auf den Ihre Umwelt als allererstes und am intensivsten reagiert. Und die soll eben an Ihnen und Ihrer individuellen Persönlichkeit interessiert sein und nicht an einer Schablone.

Stehen Sie zu sich selbst!

Wenn Sie sich so erst einmal vom Traum nach einem angeblich alles besser und schöner machenden Zaubertrank verabschiedet haben, dann fällt der zweite, entscheidende Schritt auch nicht mehr schwer: Schauen Sie in den Spiegel und nehmen zuallerst Sie ganz persönlich diese Erscheinung an. Verfallen Sie deswegen nicht gleich einem alles andere ausschließenden Narzißmus, jagen Sie aber ebensowenig einem abstrakten, derzeit gültigen Schönheitsideal hinterher – weder das eine noch das andere macht Ihre wahre Persönlichkeit aus.

Wenn Sie sich so zu akzeptieren und zu Ihrem eigentlichen Ich zu stehen gelernt haben, dann können Sie auch problemlos das Vergrößerungsglas hervorholen und sich Ihre Nasolabialfalte, Krähenfüße oder schlaffen Wangen genauer anschauen. Daraufhin sollten Sie Gesichtsgymnastik *easy* noch einmal ganz genau durchblättern und sich dann sofort an die Übungen machen.

Mit dieser Einstellung werden Sie feststellen: Zum einen sind die Übungen wirklich alles andere als schweißtreibend, aufwendig und unnütz. Sie dienen größtenteils vielmehr Ihrer eigenen Entspannung und den berühmten zehn Minuten täglich, die Sie wirklich und ausschließlich sich selbst gönnen sollten.

Und wenn Sie erst einmal dahinter gekommen sind, wird Ihnen Gesichtsgymnastik *easy* nicht mehr als notwendige Strapaze, sondern als ein Ihr Selbstbewußtsein förderndes Mittel erscheinen, das sogar Spaß macht.

Viel Erfolg auf diesem Weg wünscht Ihnen
Hildegard Geiger

VIII. Anhang

Quellennachweis

Ausbildungsunterlagen der Gertraud-Gruber-Schönheitsfarm, Rottach-Egern, Tegernsee

Bücker, Josef: Anatomie und Physiologie, Georg Thieme Verlag, Stuttgart

Eckstein, Dr. R.A./Linde Eckstein KG: Bio-Kosmetik, Verlag Wenng Druck GmbH, Dinkelsbühl

Kosmetik International (Zeitschrift), Kosmetik International Verlag GmbH, Baden-Baden

Pietiula, Helen: Kosmetik-Lehrbuch. Kompendium der Ganzheitskosmetik

Schulungsunterlagen der Münchener Schmink- und Kosmetik-Schule, Leitung: Linda Wenzel

Schulungsunterlagen: Einführung in die Aromatherapie, von Karin Spiroch

Register

Weitere humboldt-Ratgeber
aus dem Themenbereich Gesundheit & Medizin

Yoga

Das ist Yoga!	ht 082
Yoga für Frauen	ht 588
Gesund mit Yoga	ht 765
Das große Yoga-Buch	ht 943
Yoga easy	ht 955

Sport & Fitness

»Fit, schlank und schön mit Gaby Just«

Als gebundene Ausgabe[1] mit 224 Seiten und über 250 Vierfarbfotos und als Package[2] (Buch plus Audio-CD, Gymnastikband und Trainingsposter)

[1] ISBN:3-581-68500-0, ca. 39,90 DM
[2] ISBN:3-581-68501-0, ca. 68,00 DM

Golf – 111 Tips zur Platzreife	ht 947
Das neue Bodyshaping	ht 949
Walking easy	ht 971
Inline-Skating/Rollerblading easy	ht 972

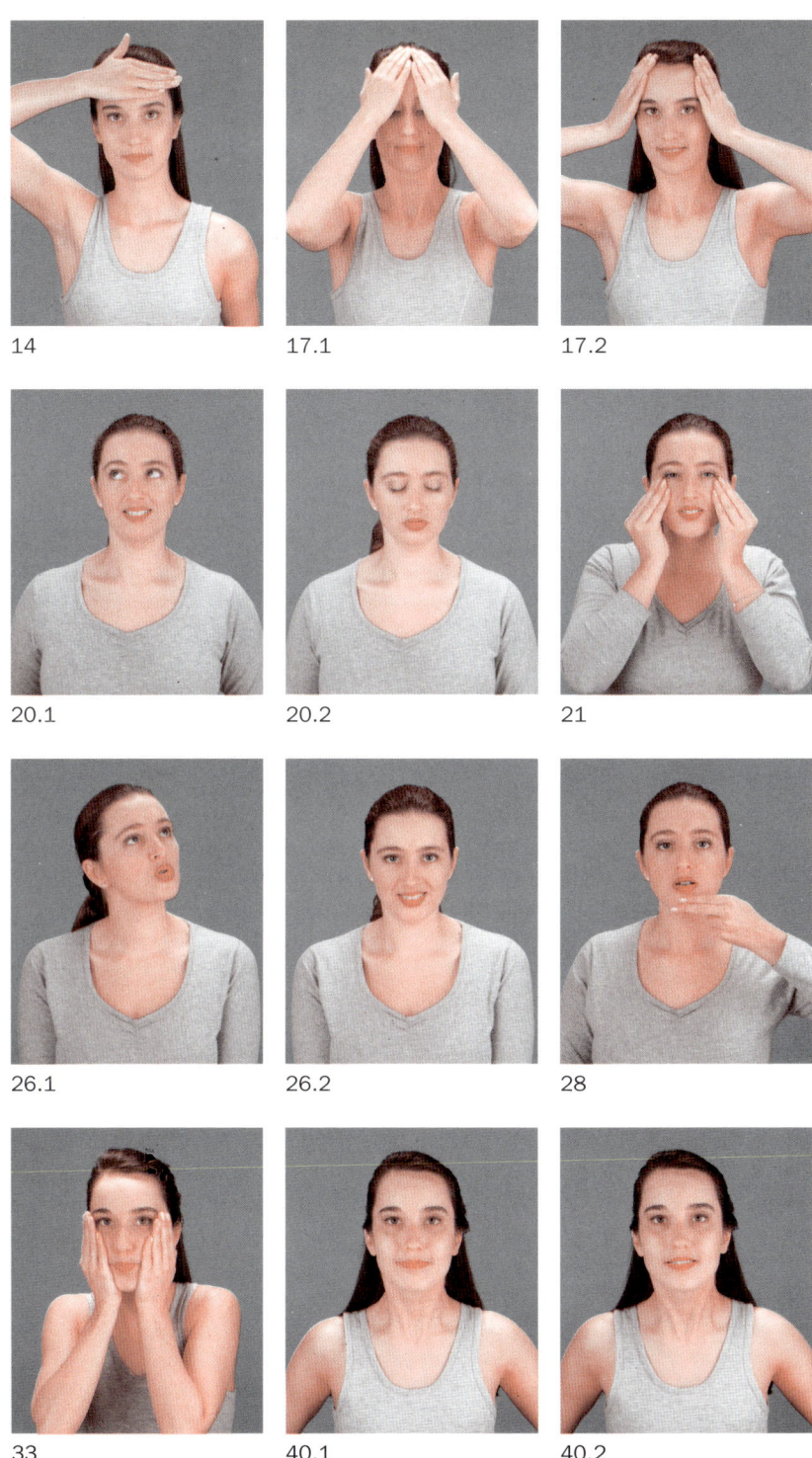

14

17.1

17.2

20.1

20.2

21

26.1

26.2

28

33

40.1

40.2

Gesichtsgymnastik *easy* – Überblick*

■ Üben Sie regelmäßig jeden Tag!

■ Stellen Sie sich Ihr individuelles Programm ganz nach Ihren Bedürfnissen zusammen.

■ Ihr tägliches Programm soll nicht mehr als 5–7 Übungen umfassen.

■ Dieses Programm sollten Sie auswendig können.

■ Wechseln Sie die Übungen ab und zu, so vermeiden Sie Langeweile.

■ Nehmen Sie sich Zeit, und studieren Sie neue Übungen genau nach Anweisung ein.

■ Benutzen Sie vor dem Üben keine Fettcreme für Ihr Gesicht. Sie rutschen sonst ab.

■ Suchen Sie sich aus dem Kapitel »Nervenpunktstimulierung« 1 bis 2 Übungen aus, die Sie besonders ansprechen und die Sie dann auch unterwegs gut ausführen können.

Allgemeines Gesichtsgymnastik *easy*-Übungsprogramm

Die folgende Übungstafel bietet jeweils eine Übung aus jedem Problembereich. Dieses Programm eignet sich somit besonders als allgemeine Vorbeugemaßnahme.

Übung Nr. 1: Gegen Stirnfalten, Seite 38/Abb. 14
Übung Nr. 4: Bei senkrechten Stirnfalten, Seite 41f./Abb. 17.1 und 17.2
Übung Nr. 7: Stärkung der Augenringmuskulatur, Seite 45f./Abb. 20.1 und 20.2
Übung Nr. 8: Gegen Krähenfüße und Augenringe, Seite 47/Abb. 21
Übung Nr. 13: Formung der Mundpartie, Seite 53f./Abb. 26.1 und 26.2
Übung Nr. 15: Kräftigung der Lippenpartie, Seite 56/Abb. 28
Übung Nr. 21: Hebung und Straffung der Wangen, Seite 63/Abb. 33
Übung Nr. 30: Straffung der Halspartie, Seite 70/Abb. 40.1 und 40.2

* zum Ausklappen oder Abtrennen, zum Aufhängen oder Mitnehmen